廿四節氣論養生

冬至 大寒 小寒 立冬 霜降 大雪 小雪 寒露 秋分 處暑 白露 立秋 大暑 小暑 立春 雨水 驚蟄 清明 立夏 夏至 春分 穀雨 小滿 芒種

崔紹漢博士

著

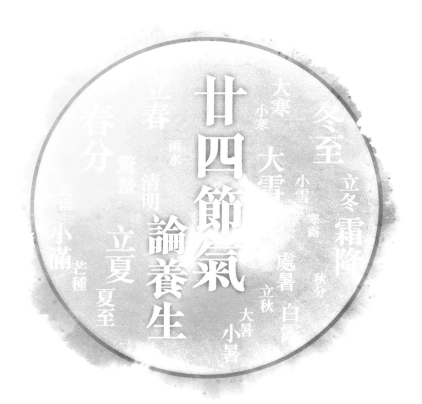

漫步人生幾許秋
養生保健路悠悠
四時節氣輪更替
病處良方醫袖求

歲次庚子　陳義詩　李振鏵書

鏤竹齋齋主　李振鏵先生題字

【序】

長壽≠健康　養生治未病

中華醫學經典《黃帝內經》曰：「上古之人，其知道者，法於陰陽，和於術數，食飲有節，起居有常，不妄作勞，故能形與神俱，而盡終其天年，度百歲乃去。今時之人不然也，以酒為漿，以妄為常，醉以入房，以欲竭其精，以耗散其真，不知持滿，不時御神，務快其心，逆於生樂，起居無節，故半百而衰也……」

現代人均壽命的確比古代長，甚至預測很快可長命一百二十歲，而香港則是全世界人均壽命最長的地區，然而長壽並不等於身心健康，生活有質素。古時，由於經濟條件差，公共醫療欠奉，因此人均壽命短，然而傳統的農耕生活，日出而作，日入而息，生活與天地合一，符合自然規律；飲食雖然單調，僅夠自給自足，但均是時令食品，也完全不受污染。

現時，香港人普遍工時長、生活節奏快，經常要一心多用，連「食飯時食飯、睡覺時睡覺」都難做到。每日應酬多（以酒為漿），拼命賺錢（以妄為常），飲食休息不定時（起居無節），四五十歲已出現西人所謂的 burnout（心力交瘁）狀態，「半百而衰」不是虛言。身邊很多事業有成的朋友，因為不諳勞逸結合的養生之道，年紀輕輕已形神俱損！

二〇一三年香港大學一項調查顯示，九成七港人曾出現最少一項「亞健康」徵狀，最普遍是眼睛疲勞、腰酸背痛及經常疲倦。「亞健康」是指無臨床症狀，但已有潛在發病傾向的表現，或者有病症感覺而無臨床檢查證據的都市病。

西醫善於對症下藥，換言之要有症狀出現才能醫治。反之，中醫重視「治未病」，即在亞健康狀態時，已要設法防範未然，不能等待身體越過臨界點，發而為病才着緊，否則即使最終能遏制病痛，經過一番折騰，始終傷了元氣。

除了「治未病」，中醫學另一重要概念是整體觀念，中醫認為人體是有機整體，人與自然界息息相關，身心有統一性、完整性以及相互聯繫性。現代醫學的好處是快見效，但有治一經損一經的弊端，解決了燃眉之急，卻要收拾很多後遺症。

中醫學強調「三分藥，七分養」，現代醫學日新月異，卻經常「聰明反被聰明誤」。

舉個例子，許多癌症病人不是死於癌細胞擴散，而是死於極度恐慌下的過度治療。《孫子兵法》云：「不戰而屈人之兵，善之善者也」，一動干戈，往往只是殺敵一萬，自損三千，或者顧此失彼，給其他敵人可乘之機。反之如能固本培元，保持良好的免疫能力，外敵就不敢輕舉妄動。近年中醫有「帶瘤生存，帶病延年」的概念，以扶正為主，祛邪為輔。扶正即扶助正氣，增強體質，提高機體的抗邪及康復能力。

扶正莫若長期奉行養生，而養生要順應自然。人體在四季呈現出春生、夏長、秋收、冬藏的特點，因應外部節氣的變化，人體內部需要調整而達致平衡，故不單起居作息不同，所需的營養也不同。

西諺有「You are what you eat.」的講法，中醫則有「藥食同源」的理論，《黃帝內經》曰：「空腹食之為食物，患者食之為藥物」。其實很多治療用的草藥，同時也是上佳的食品，而日常生活中的很多蔬菜、水果常常也都同時具有藥用價值。百姓日用而不知，其實許多人已奉行二十四節氣養生，如夏天飲涼茶，冬天食蛇羹。崔紹漢兄在《廿四節氣論養生》大著中，因應不同節氣而擬的養生湯水食譜，是一個很好的食療參考。

與崔兄相識多年，初時只是仰慕其學貫中西、醫術精湛，故邀其在敝刊撰稿，後來從文字之交變成好友，每次見面，見其總是滿面紅光，聲音洪亮，精神奕奕。熟絡了，知道他工作繁重，既要每日在中醫診所應診，也要兼顧宏揚中醫藥的工作。醫生常自嘲能醫不自醫，崔兄卻能做到「知行合一」，每日堅持早睡早起，作息規律，假日喜歡行山，一察覺身體有微恙，就自行調製中藥調養。近年，則沉迷國畫的山水世界，唐代畫家張璪提出：「外師造化，中得心源」，以胸壑中的大自然來調節身心，實行以藝養生。

崔兄讀西方科學出身，是臨床生物化學博士，其後才半途出家進修中醫，獲浸會大學中醫學博士，由於這種橫跨東西的獨特履歷，故善於用西方科學方法來闡述中醫藥理論，使現代讀者容易明白傳統智慧。

更難得的是，由於崔博士博覽古籍，往往能旁徵博引，引用大量典故。對於普通讀者來說，太多艱深的醫學術語，往往會嚇怕他們，這些有趣的古人生活小故事，可以作為敲門磚。從書中，既可以學到古人的養生智慧，也可以學習中國傳統文化，可謂一舉兩得。

時值新冠肺炎肆虐，西方醫學束手無策之時，反觀中國大陸善用中西結合的療法，大大增加治癒率。西藥的副作用和病毒的抗藥性，以及西醫在諸如慢性病、痛症等疾病治療上的局限，都迫使西醫不得不尋求合作對象，而有數千年歷史、理論基礎完備的中醫藥正正可以互補。中醫善於辨證論治，西醫精於系統化科研。未來，「中西醫並重」將是人類醫學大趨勢。

然而中醫藥要立足於世界，身為中國人要樹立典範，先活學活用老祖宗的養生智慧，身心活得健康，這樣才有説服力。《廿四節氣論養生》就是一本養生寶鑑。

《信報財經月刊》總編輯

鄧傳鏘

庚子年立夏於香江

【自序】

保健養生　因時制宜

一年中的四時更替，物換星移，是自然界從亘古至今的不變定律。在我國悠悠數千年的歷史長河中，孕育了一種對上述自然界變化認識的獨特智慧，發展出一套整個中華民族（特別是古代的農業社會）賴以生存繁衍的知識寶庫「廿四節氣」。

在中國古代的農耕社會，人們觀察到天象氣候、自然界環境的變化，和物種的變更與生態的變化，把握了四季時序變化的規律，總結出具高度智慧的廿四節氣概念，並按廿四節氣的輪更交替，衍生出人體保健養生的原則具體方法。廿四節氣的內容包羅萬有，涵蓋了天文、地理、氣候、物候等範疇的知識，和與此相關衍生出的農業知識、生產方法、風土、民俗、節日文化、民間諺語、歌謠、傳說和養生智慧等。

時至今日，隨着地球氣候變化、人類生活方式轉變、農業社會模式息微，與及種種影響地球生態的因素，都令現今人類（主要是中國人）對廿四節氣越來越缺乏認識，遑論依循節氣輪替的規律，以追求或適應自然界的變化，從而達到養生保健的境界。

中醫學無論是治病或保健養生，都強調因人、因時、因地制宜的概念。人體的生理和病理變化，都和自然界的變化息息相關，在在受不同的外在因素影響。因此，筆者在有機會接觸到廿四節氣的奧秘後，覺得有必要將其介紹給讀者，以承傳古賢遺留下來的養生智慧。

本書得以順利出版，除了得到「天地圖書有限公司」的大力支持和協助外，還有賴下列人士的熱誠幫助，包括筆者的臨床顧問老師黃宜厚教授提供意見；筆者的同事周鳳珍醫師和楊芬芳醫師，及化驗師邱宰璞先生協助校對；秘書李潔芳小姐協助文字處理，筆者衷心感激上述人士對本書的貢獻。筆者更欲感謝《信報財經月刊》總編輯鄧傳鏘先生賜序；同時筆者的書法繪畫老師李振鏵先生和畫班同學林羲先生專誠寫詩一首以誌本書出版。最後筆者懷着謙卑而戰戰兢兢的心情，懇請有識之士和廣大讀者，包容本書無可避免之錯漏，幸甚！

崔紹漢

二〇二〇年六月

【出版說明】

本書所介紹的保健食療方只可作為調理身體及防病之用。如患病，必須先求診（不論中醫或西醫），務求查明病因，對症下藥。斷不可妄自猜測，胡亂生搬硬套以食療方自行處理，以免延誤病情。

書中建議的食療方，所有用量均以克計算。讀者如欲轉換為両錢分單位，可參考下列資料：

國內	香港
1 両 ≈ 30 克	37 克
1 錢 ≈ 3 克	3.7 克
1 分 ≈ 0.3 克	0.37 克

（此乃參照國家規定中醫業界重量的標準換算方法，國內使用市斤計算，一斤即五百克；而香港則採用司馬斤，一斤相等於六百克）

服用含補益藥材（例如杞子、人參、麥冬等）湯水前，應該確定身體無外感（傷風或感冒），以免進補後出現「閉門留寇」的情況，反令外感難以解除。

此外，湯水所建議的藥材或食材的份量，均可因應個人體質及喜好增減，不必拘泥。

編輯部

目錄

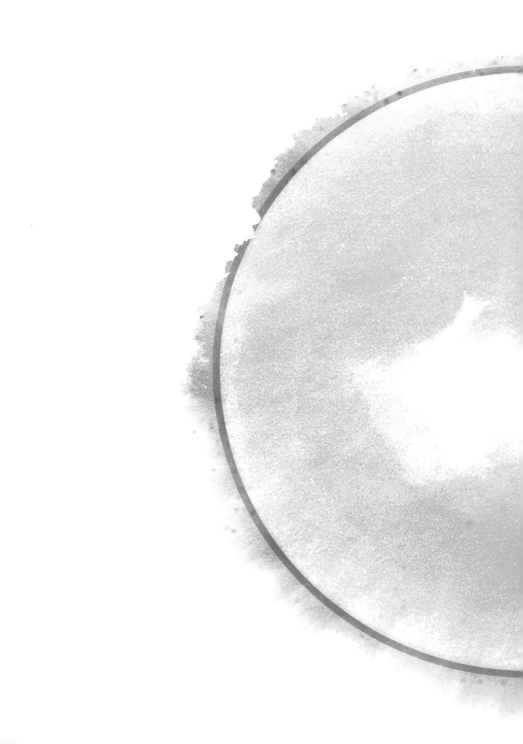

【緒論】

中醫學有兩個基本特點：一是整體觀念，二是辨證論治。兩者都是中醫學的思想指導，前者偏重於中醫養生學的原則，後者則偏重於中醫臨床診斷治療的具體法則。但無論如何，兩者都是不可分割的，合而構成中醫學的統一性和完整性，並且從宏觀上反映人體的生命活動規律，以及疾病的發生、發展、診斷和治療的方法。論養生，當然要談談整體觀念的概念。

整體觀念的內容有兩個組成部份，一是人體有機的整體，二是人與自然界的統一性。首先，中醫學認為人體是以五臟（肝、心、脾、肺、腎）為中心，配以六腑（膽、胃、小腸、大腸、膀胱、三焦），通過經絡系統內聯臟腑，外絡肢節而掌控全身的生理機能及可能出現的病理變化。

關於人與自然界的統一性，《黃帝內經》云：「人與天地相應也。」亦云：「人與天地相參也，與日月相應也。」指出人類在自然界中生活，自然界的變化必定會直接或間接地影響人體的生理變化。如果影響超出了正常人體所能適應的範疇，便會出現病理變化。在這方面，最直接的莫過於季節氣候，晝夜晨昏和地理環境改變對人體的影響，例如天地萬物（包括人類）都會順應春生、夏長、秋收、冬藏的生理規律；又如白天人體陽氣趨於表，向外散發（是交感神經興奮性提高的表現之一），黑夜陽氣趨於裏，向內潛藏（是副交感神經興奮性提高的表現之一）；又如地理環境方面，北方天氣較寒燥，人體腠理多緻密，而南方多濕熱，人體腠理多疏鬆等。

中醫學養生之道的理論特點之一，就是「天人相應」。人體如要取得生理功能上的平衡，首先是要順應自然規律，一方面要遵循自然界的正常演變，另一方面亦要慎防自然界出現異常的變化而影響身體。在這方面，中醫學發展了按照時令節氣的陰陽變化規律，而進行保健延壽的「因時養生」概念。《周易・繫辭》云：「變通莫大乎四時」，認為四時陰陽的變化規律，直接影響人體的生理功能和病理變化。《黃帝內經》云：「夫四時陰陽者，萬物之根本也。所以聖人春夏養陽，秋冬養陰，以從其根，故與萬物沉浮於生長之門。」文中所說的春夏養陽，秋冬養陰，就是順應四時陰陽變化的養生之道的關鍵。春夏之時，天氣由寒轉暖，漸趨炎熱，這時人體陽氣生長，所以養生以調養陽氣為主，春夏養陽，即是養生養長；秋冬天氣漸趨寒冷，這時人體陽氣收斂，陰精潛藏體內，所以應要保養陰精為主，即是養收養藏。

在中國古代的農耕社會，人們觀察到天象氣候、自然界環境的變化，和物種的變更與生態的變化，把握了四季時序變化的規律，總結出具高度智慧的廿四節氣概念，並按廿四節氣的輪更交替，衍生出人體保健養生的原則和具體方法。往後一大段時間，我們會介紹廿四節氣的起源，和按不同的節氣，論述中醫養生之道。

中醫學不僅在養生方面注重天人合一，順應自然的概念，對於疾病的診斷、治療與時間的關係也十分重視。筆者看過一個明代名醫孫一奎（人稱生生子）的病案，就是遵循了《黃帝內經》所表達的時間醫學的理論精神。

話說明代有一邱姓官員，職至大司馬，專責治理黃河水患。有一次，邱司馬奉命到北方治水，並帶同一名年約廿歲左右的兒子隨他同往。邱公子患有白濁病，小便色白混濁，並且帶有精液。到北方之前三年，曾不斷遍尋名醫治療，但未見起色。最後到了北方，邱司馬恭請孫一奎為兒子看病。孫大夫經過一番望、聞、問、切的診斷過程後，觀察到邱公子一表人才，舉止優雅，而邱公子亦對孫大夫十分有信心，親自懇請他開方治理自己的病。不過孫大夫表示雖然邱公子的病不難治好，但當時不是服藥的適當時機，要等到明年初春，到時只須服一劑藥便會痊癒。任由邱公子再三請求，孫大夫仍然不肯即時開方，並且向邱公子道明原因。他表示，治病須要順應陰陽升降浮沉的規律，否則就是違背天時。他認為邱公子所患的是濕痰下注，痰濁由尿道隨尿液排出。由於治痰必先理氣，並且要從陰出發而引導陽氣生發。但時值冬天，應該是陽氣收斂，陰精潛藏的時刻，所以不能即時應用與天時相違背的藥方。冬天之所以要閉藏，正是為來年春天陽氣生發作準備，所以他仍堅持治療邱公子病情的藥方必須等到翌年初春才能服用。

祛暑去濕粥（2人量）

材料：冬瓜250克（連皮）、鮮荷葉1塊、蠔豉50克、粳米（大米）50克。

製法：將材料洗淨，冬瓜斬件，蠔豉切小塊，用清水8碗煎荷葉半小時，隔去荷葉，把全部材料放入鍋內，煲成粥樣，調味即成。

功效：冬瓜性微寒味甘淡，能清熱化痰，除煩止渴，解毒，利水消腫；荷葉性平味苦，能解暑清熱，升發清陽；蠔豉性平味甘鹹，能滋陰益血，清熱除濕；粳米性平味甘，能益脾和胃、除煩渴。本品有解暑清熱、利水消腫功效。

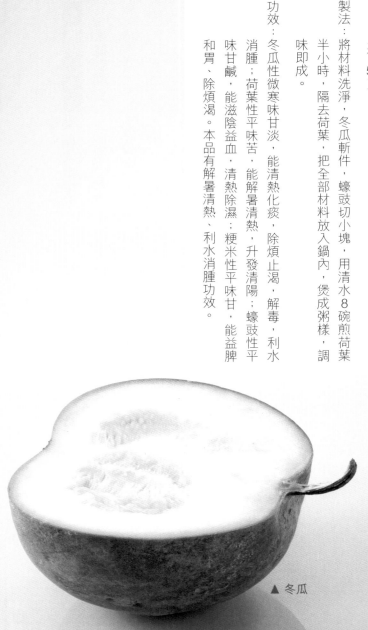

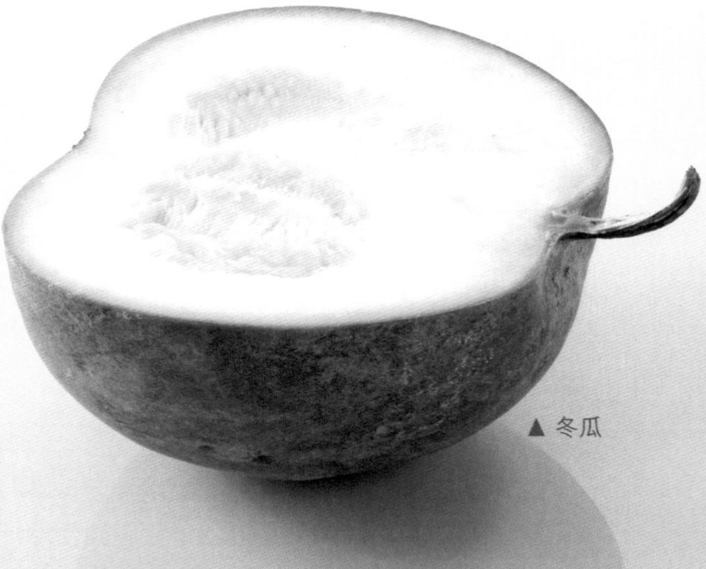

▲冬瓜

小貼士

根據春夏養陽的原則，春季為陽氣生發之時，應該多吃溫補陽氣的食物，如葱、蒜、薑、蒿、芥等辛溫新嫩之品，因為辛能散風，溫能祛寒，有助人體陽氣之升發。

夏日炎炎，心火當令，心火過旺則剋肺金，味苦之物亦能助心氣而剋制肺氣，故孫思邈亦主張當夏之時，應省苦增辛，以養肺氣。此外，暑夏可多用荷葉煲湯煮粥，能有消暑去濕、清脂減肥的效果。

中國人在古時已經根據觀察天文、地理、氣象與農業之間的關係，逐步總結出節氣的變化規律，創造出獨特的曆法——廿四節氣。廿四節氣能夠準確地反映太陽每年照射地球在不同時間中變化的規律，從而有助農民全年農耕的計劃安排，因此對我國古時的農業社會可說十分重要。

廿四節氣應全年十二個月，每月兩個節氣，每個節氣相隔約半個月左右，其中每月上旬者為「節氣」，每月下旬者則稱為「中氣」（或中）。此外，一年四季確立亦有記載，《黃帝內經》云：「五日謂之候，三候謂之氣，六氣謂之時，四時謂之歲。」

其實農業生產所指的節氣是一個時段，並不是交節日那一天。以今年（二〇一九年，下同）的立春為例，是由二月四日開始，至二月十九日為止，頭尾共十五天。不過，目前還有另一種計算方法，就是以交節日為中點，其前後共十五天左右作為一個節氣。按第二種方法計算，今年的立春是由二月四日至二月十九日。姑勿論如何計算，節氣是一個時段，而交節日只是作為一個節氣的標示，如「大暑」和「大寒」的交節日並不一定是全年最熱和最冷的一天，而是在這天的前幾天或後幾天。

廿四節氣的全部名稱按時序排列如下：立春、雨水、驚蟄、春分、清明、穀雨、立夏、小滿、芒種、夏至、小暑、大暑、立秋、處暑、白露、秋分、寒露、霜降、立冬、小雪、大雪、冬至、小寒、大寒。記得學習中醫的五運六氣學說時，曾經背誦過一首廿四節氣歌，很易上口，有助記憶廿四節氣的名字和次序。

春雨驚春清穀天，夏滿芒夏暑相連，
秋處露秋寒霜降，冬雪雪冬小大寒。

另外還有一首廿四節氣詩，更加詳細地描寫廿四節氣的每月分佈情況：

地球繞着太陽轉，繞完一圈是一年。

一年分成十二月，二十四節緊相連。
按照公曆來推算，每月兩氣不改變。
上半年是六、廿一、下半年逢八、廿三。
這些就是交節日，有差不過一兩天。
二十四節有先後，下列口訣記心間：
一月小寒接大寒，二月立春雨水連；
驚蟄春分在三月，清明穀雨四月天；
五月立夏和小滿，六月芒種夏至連；
七月小暑和大暑，立秋處暑八月間；
九月白露接秋分，寒露霜降十月全；
立冬小雪十一月，大雪冬至迎新年。
抓緊季節忙生產，種收及時保豐年。

廿四節氣的曆法起源於我國上古時期，人們從實際經驗中體會到一年中晝夜長短的變化和正午時分太陽高度不斷變化的規律。四千多年前的夏代，古人通過立竿見影的方

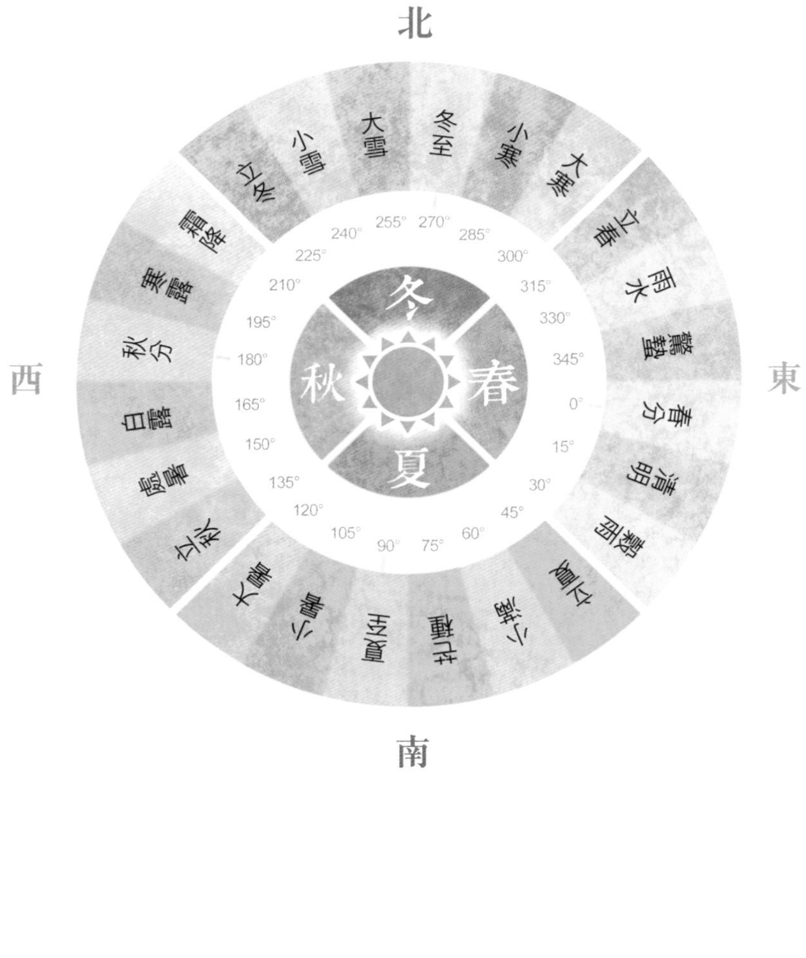
北
東
南
西
冬
春
夏
秋
冬至
小寒
大寒
立春
雨水
驚蟄
春分
清明
穀雨
立夏
小滿
芒種
夏至
小暑
大暑
立秋
處暑
白露
秋分
寒露
霜降
立冬
小雪
大雪
270°
285°
300°
315°
330°
345°
0°
15°
30°
45°
60°
75°
90°
105°
120°
135°
150°
165°
180°
195°
210°
225°
240°
255°

法觀察到影射長短的不同，確立了春分、秋分、夏至、冬至四個節氣，認識到春分、秋分時晝夜長短一樣，而夏至當天白天最長，黑夜最短；冬至則黑夜最長，白天最短。到了周代，人們又再確立了立春、立夏、立秋、立冬四個節氣，表示春、夏、秋、冬四季開始。上述「四立」加上「二分」和「二至」合共有八個節氣，剛好把一年分為八個基本相等的時段，四季的劃分也被確定下來。一直到西漢，《淮南子‧天文訓》一書中記載了完整的廿四節氣，其順序按北斗七星斗柄指向子方（表示北方）開始排列，以冬至為首。事實上，古書說「冬至一陽生」，指出冬至是一年中日照最短的一天，也是陰陽交界之日。這天陰氣將盡，是冬天之極；陽氣快將到來，即是春天的開始，因此周代有曆法家認為由於冬至日容易測定，所以主張以冬至為歲首，即是以之為節氣之首。周朝曾用這種曆法，以冬至所在的十二月為正月。自漢代以後，改行夏曆，冬至變回一個節氣，稱為「小年」。在某些地方，冬至日人們在寒冷的天氣下開心慶祝農作物豐收，氣氛比農曆新年更隆重，於是便有「冬至大過年」的諺語。

每年農曆年底，市面上便會有一本與中國曆法相關的書——《通勝》，不少家庭都會買備一本在家，作為來年趨吉避凶的指南。現今的《通勝》內容十分豐富，開首便見與農耕有密切關係的春牛圖，跟着有年曆生肖、立命定局、擇吉時表及指南、諸葛神數、三字經、千字文、孝經、生活飲食、禮節指南等……可謂包羅萬有，可以說是一本按中國傳統文化編訂的生活百科全書。廣東人俗語說：「開門七件事，柴米油鹽醬醋茶」，書中也有介紹。於此筆者建議，開門應有八件事，除了原先七件外，還應加入《通勝》。

究竟《通勝》的起源是如何的呢？先要說曆法。全世界有不同曆法，但主要分三種：一是陽曆（公曆），主要根據太陽回歸年（又稱太陽年，即太陽在黃道上繞行一周，從春分點起計，再返回春分點的時間約為三百六十五天）制定的曆法；二是陰曆，是根據月亮的光暗圓缺朔望周期制定的曆法，古希臘和伊斯蘭教是沿用陰曆的；三是陰陽曆，是合併回歸年和朔望月的曆法，我國的農曆和藏曆都屬於陰陽曆。

中國早在戰國時代就已經有「曆書」，最早的曆書是在農曆的基礎上發展出來的，主要內容為廿四節氣的日期和每天吉凶宜忌、生肖運程等資料，並由政府頒發。由於曆書內容相傳是由黃帝創制，所以稱為《黃曆》。戰國至秦漢時期，「曆書」被稱為「日書」，也叫「皇曆」，是因為一律由朝廷負責天文曆法的部門統制和頒訂。由於其內容是指導農民了解節氣變化和耕種時機，所以又有「農民曆」之稱。

中國廿四節氣的內容包羅萬有，涵蓋了天文、地理、氣候、物候等範疇的知識，和與此相關衍生出的農業知識、生產方法、風土、民俗、節日文化、民間諺語、歌謠、傳說和養生智慧等。本篇簡單談論廿四節氣的起源，先從物候說起。

所謂物候，是自然界植物在一年四季中按氣候變化表現的榮枯盛衰，和動物的生長、發育、生存、遷徙，及死亡和環境條件變化的現象，而研究這種現象與受環境因素的周期變化影響及其相互關係的科學，稱物候學。自然界物候變化的描述和例子很多，如唐代詩人白居易的《賦得古原草送別》詩寫道：「離離原上草，一歲一枯榮，野火燒不盡，春風吹又生。」就寫出野草的榮枯循環，又如描述秋風起黃葉飄下、蝴蝶春生秋亡的生活史、動物冬眠、冬天候鳥南飛等，都是動、植物因應氣候改變而出現的相應反應。不過，觀察物候變化有地域上的限制，不同的地域有不同的變化，這些變化可能只適用於特定的範圍，並且受特定的地理因素影響。因此，古時從事農牧生產的先民們認為有必要進一步探索更能放諸四海而皆準，並能準確反映四時變化的自然天象，作為更好的宏觀的指標。

古人發展出「觀象授時」的方法，即是從觀察自然現象的變化來制定季節，確立適

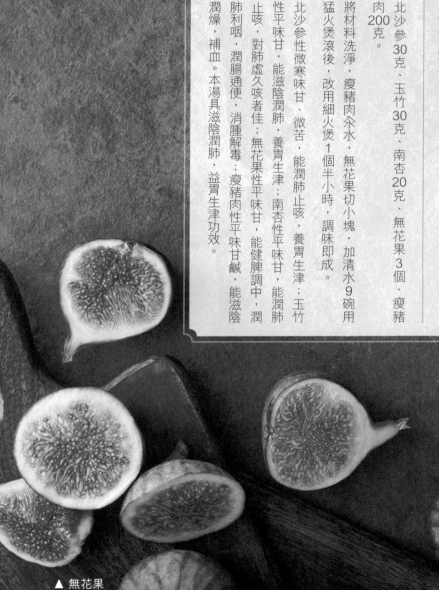

沙參玉竹潤燥湯（2人量）

材料：北沙參30克、玉竹30克、南杏20克、無花果3個、瘦豬肉200克。

製法：將材料洗淨，瘦豬肉汆水，無花果切小塊，加清水9碗用猛火煲滾後，改用細火煲1個半小時，調味即成。

功效：北沙參性微寒味甘、微苦，能潤肺止咳，養胃生津；玉竹性平味甘，能滋陰潤肺，養胃生津；南杏性平味甘，能潤肺止咳，對肺虛久咳者佳；無花果性平味甘，能健脾調中，潤肺利咽，潤腸通便，消腫解毒；瘦豬肉性平味甘鹹，能滋陰潤燥，補血。本湯具滋陰潤肺，益胃生津功效。

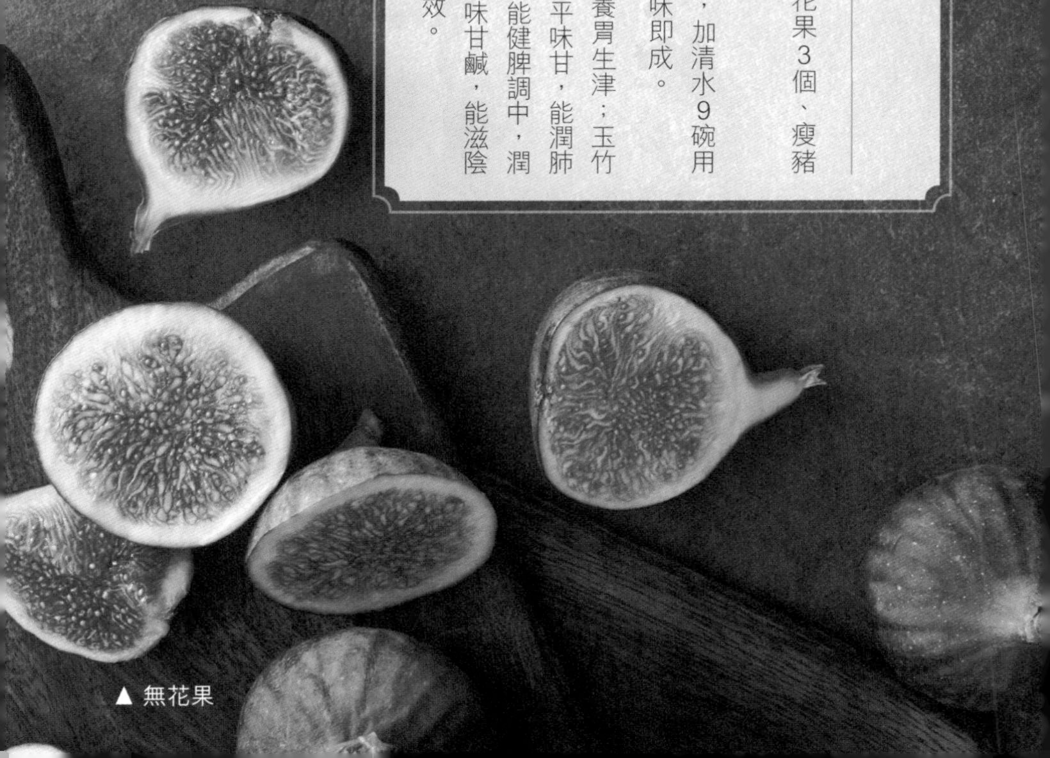

▲ 無花果

合農務的季節劃分。根據地上物候的變化授時，稱「地象授時」；根據天象的變化授時，稱「天象授時」。在天象授時方面，古人根據黃昏時北斗七星斗柄所指的方向，來定立季節時令，這方法稱為「斗柄授時」。每年的三月（陽曆），北斗星的斗柄總會指向右下方，這就是「斗柄回寅」的現象，說明春天到了。按十二地支表示方向的方法，「子」表示北方，「卯」表示東方，「午」表示南方，「酉」表示西方。如果以北方天空的北極星為中心，其正下方就是北面（即「子」）；右面是東（即「卯」）；正上方是南（即「午」）；左面是西（即「酉」）。「斗柄回寅」是北斗星的斗柄在日落後指向東北30度。漢代《鶡冠子》云：「斗柄指東，天下皆春；斗柄指南，天下皆夏；斗柄指西，天下皆秋；斗柄指北，天下皆冬。」從此春種、夏長、秋收、冬藏的活動便有了依據，這是「天象授時」中的「斗柄授時」概念。此外，古人還觀察到星象（星宿）在一年四季中早晚出沒的變化，和太陽在天空中位置的變化，並根據初昏時在中天（即最接近「天頂」）出現的星宿定出四季，稱為「中星授時」，個中細節較複雜，在《細說二十四節氣》一書中有介紹，於此不詳述。

遠古先民亦憑智慧發展出用圭表測日影的方法定出四季、廿四節氣和回歸年長度的方法。人們在地面豎立一根竹，根據它正午時投在地面上的影子長短的變化來定立季節。他們也認識到日出為東、日落為西，白天參照正午時太陽的影子投向的方向，便可確定南方和北方。夏天中午太陽的影子在南方，並且較短；冬天中午太陽的影子在北方而較長。夏天中午竿影最短的一天，便是夏至；冬天中午竿影最長的一天，便是冬至。

古人亦發明用尺來測量日影長度，這把尺稱為「土圭」，即是量度（土）日影的玉尺（圭）。《周禮》云：「以土圭之法，測土深，正日景（影），以求地中。日南，則景短多暑；日北，則景長多寒。」最早的圭和表是分開的，後來發展為合在一起，使用時更方便，成為「圭表」，現存最早的圭表是一九六五年在江蘇省漢墓中出土的一具銅圭表。

繼續介紹《通勝》的歷史。直至清朝初期，出現由欽天監（相當於現時的政府天文台）編訂的「通書」，羅列未來一年的節氣、天象變化（包括日蝕、月蝕、星宿交會等）、天干地支的年月日資料等，仍然是「農民曆」。但到乾隆即位，因其名為「弘曆」，為了避諱，故「農民曆」改稱為「時憲書」。清代的曆書一直由朝廷頒佈，稱為《欽定協紀辨方書》，而民間的擇日師則根據此書，掛上自家名號，出版「通書」。太平天國因信奉基督教，因此所頒發的《黃曆》把所有被認為與迷信有關的內容刪除，如宜忌、沖煞、流年、太歲等。由於廣東、香港等地區很多說粵語的人，認為「書」字與輸錢的「輸」字同音，意頭不好，故索性把「書」字改為勝利的「勝」，寓意贏錢，從此「通書」便變成「通勝」，亦有人稱之為「吉書」。民國以後「通書」的出版漸漸開放給民間，既有官方版本，亦有民間命相師的版本。文革時也曾一度刪除被認為封建迷信的術數內容。現今的「通勝」多為民間自行印製，內容包羅萬有，香港的「通勝」以蔡伯勵的真步堂發行之版本最為人知。

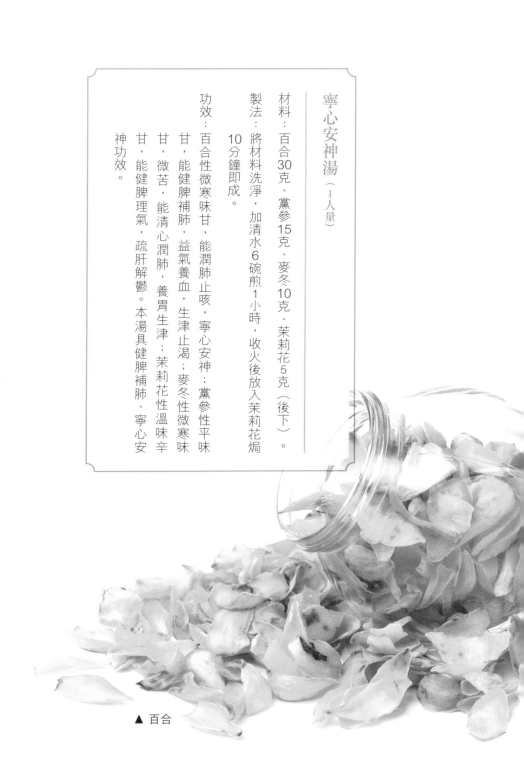

寧心安神湯（1人量）

材料：百合30克、黨參15克、麥冬10克、茉莉花5克（後下）。

製法：將材料洗淨，加清水6碗煎1小時，收火後放入茉莉花焗10分鐘即成。

功效：百合性微寒味甘，能潤肺止咳，寧心安神；黨參性平味甘，能健脾補肺，益氣養血，生津止渴；麥冬性微寒味甘，微苦，能清心潤肺，養胃生津；茉莉花性溫味辛甘，能健脾理氣，疏肝解鬱。本湯具健脾補肺、寧心安神功效。

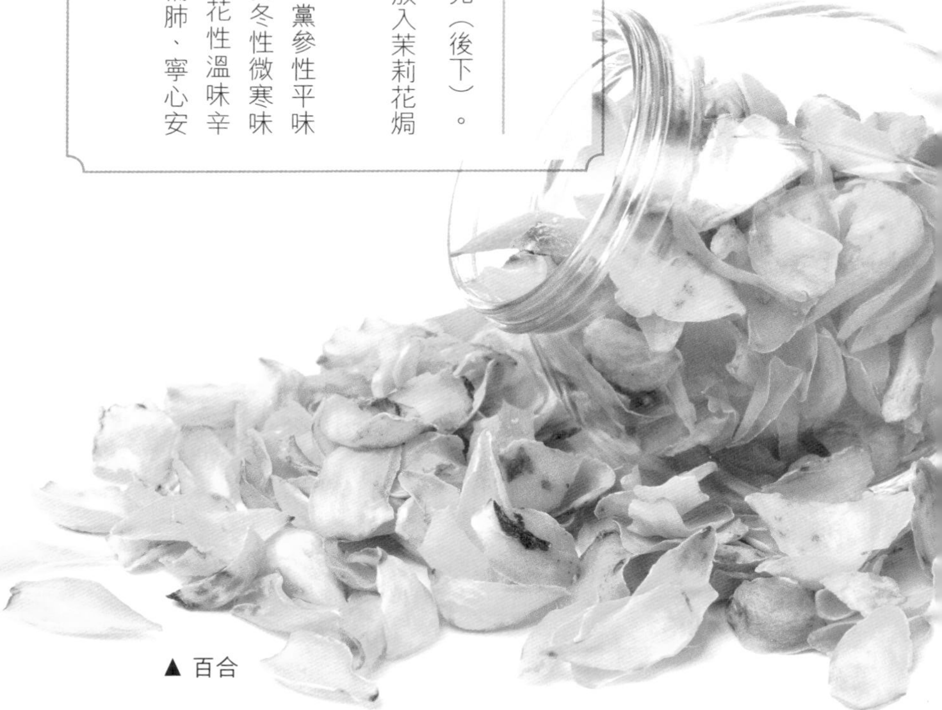

▲ 百合

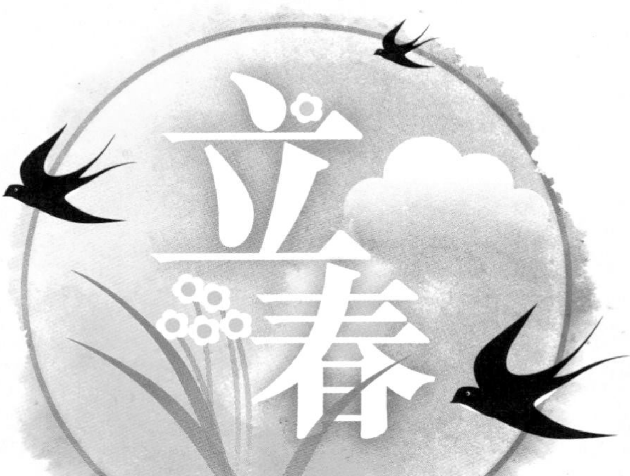
立春

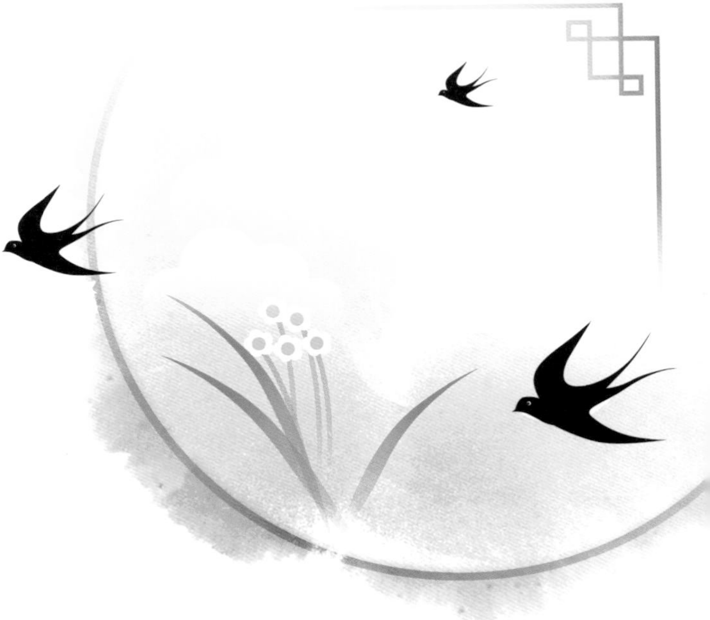

每年新曆二月三、四或五日，當太陽移行至黃經315度時，便是立春交節日，開始了二十四節氣中的第一個節氣，也揭開了新一年春天的幔幕。太陽是銀河系的恆星，在距離銀河中心二萬五千光年，繞着銀河公轉，大約二億五千萬年繞行一圈，地球是圍繞太陽，呈橢圓形公轉，但人類在地球上是不會直接察覺到的；相反，人們感受到的是太陽在星空間環繞地球運轉，周期為一年，而這種用眼觀察到太陽移行（視運動）的軌道，也就是地球圍繞太陽公轉的軌道，在天球的投影，即為黃道，其經度座標稱黃經。太陽從春分點即0度開始，再重回到春分點的時間，就是一個回歸年，也即是地球繞太陽公轉一周的時間。今年的立春日是二月四日，而立春節氣則由二月四日至二月十九日止，一共十五天。《史記・天官書》云：「立春日，四時之始也」，意即立春是一年的開始，也是春天的開始，嚴寒冬季將要結束，取而代之的是暖和的春風。所謂春生，春天是生長的季節，也是耕耘播種的好時機。

立春的三個候應分別為第一候的「東風解凍」，第二候的「蟄蟲始振」和第三候的「魚陟負冰」。從冬至開始，往後八十一天被稱為「冬九九」，即「冬至起數九」。每九天為一段，從一九，二九……至九九為止。立春正是「六九」的開始，至第十天為「七九河開」，吹起東風，河面的冰開始融化，因此古人把這種自然現象稱為「東風解凍」，作為立春的第一候應。至於第二候應的「蟄蟲始振」，是指潛藏在泥土中過冬的昆蟲結束冬眠狀態，開始重新振作，蠢蠢欲動地迎接春天的來臨。第三候的「魚陟負冰」是指江河表層的厚冰漸漸融化，形成很多碎冰，魚兒亦開始游到水面上，看上去好像是背負着碎冰在游水。

立春是一個重要的節氣，民間流傳着很多應節的民俗文化和事物，例如迎春、鞭春、咬春、春牛圖，甚至我們常吃的春卷，也和立春有很大的關係。在立春交節日當天迎春已有三千多年歷史，《禮記・月令》云：「立春日，東郊迎春氣。」周天子在立春前三天必須齋戒，立春當日，親率三公、九卿和諸侯大夫，到東郊迎春。這個迎春活動，原來和古代一位神仙有關。傳說天子到東郊迎春，是因為春神句芒（勾芒）居住在東方。句芒被認為是主管草木生長的草木神和主管其他各種生命生長的生命神，也是主管農事的春之神。相傳句芒為少皞之子，少皞出生於西方，他居住的地方只有一棵大桑樹，樹葉通紅，一萬年才結一次果，長出的桑椹像紫水晶一樣顏色，吃了就會長生不老。少皞長大後去了東方，在一個深山的幽谷中建立一個鳥兒王國，並給他喜歡的鳥兒都封了官，其中鳳凰的官職最大，其他不同顏色的鳥兒也受封，分管百鳥和天下事。少皞生了兒子後，由於他特別喜歡春天的景色，所以用春天的特色給兒子改名為「句芒」。「句」是指豆芽破土而出未完全伸直時那個彎，「芒」就是青草苗出芽時的尖。句芒長大後為父親治理鳥國，後來更成為伏羲氏的助手，掌管春天事務。《山海經》形容句芒是鳥身人面，喜穿白袍，乘着由兩條龍拉的車子。

以前民間在春節前後都會張貼春牛圖，清朝每年都由欽天監製定明年的《春牛芒神圖》，在立春前便派發給民間，讓農民計劃春耕。春牛圖是一位牧童打扮的芒神手執柳條，根據每年立春交節日距離正月初一的不同日數，站在牛身的不同位置，或並立，或

五色春卷

原來我們常吃的春卷也和立春很有關係。《歲時廣記》云：「京師富貴人家造麵蚕，以肉或素做餡……名曰探官蚕。又因立春日做此，故又稱探春蚕。」後來「蚕」字被讀成「卷」音（相信是普通話讀音），故變成春卷。古時的春卷餡多為羊肉，現今的春卷餡則五花八門，包羅萬有。

材料：西芹、紅蘿蔔、黃椒、白蘿蔔、冬菇各50克、春卷皮12張、麵粉少許。

製法：洗淨材料，冬菇浸發，麵粉用水開成糊狀；將材料切絲，用調味料拌勻；將春卷皮包入餡料捲成春卷形狀，用麵糊封口，以150度攝氏的油炸至金黃色即成，怕燥熱者，亦可隔水蒸15分鐘便可。

功效：西芹性涼味甘，能解毒消腫，清腸利便；紅蘿蔔性平味甘，能健脾消食，補肝明目，下氣止咳，清熱解毒；彩椒性熱味辛，能溫中散寒，開胃消食；白蘿蔔性涼味辛甘，能清熱化痰，益胃消食，下氣寬中，涼血，利尿通淋；冬菇（香菇）性平味甘，能補脾胃，益氣，托痘毒。本食品具清熱解毒，健脾消食功效。

前面，或牛側，或牛後，有時會騎上牛背，而牛口的開合和尾巴的擺向也有不同意義，是按紀年的干支陰陽而定，此外，春牛身體各部位和芒神衣物的顏色以及芒神頭髻的梳法也有不同的意義，包括節氣的推算和年度天氣氣候的變化趨勢等，現在我們一打開通勝也會看到該年的春牛圖。

小貼士

立春交節日當天，中國民間流行吃春餅，或把不同的五種辛味的蔬菜如薑、葱、蒜、韭菜、蘿蔔等煮熟，放在盤上，做成春盤（晉代稱為「五辛盤」），有兩種寓意：一是立春吃五辛菜，便會記着辛勤勞動才會有收成，而且吃得清淡，不要在一年之始就大魚大肉；二是吃的蔬菜都有好「意頭」，如吃蒜便會精打細算，吃了葱變得聰明，吃了韭菜則長長久久等（不知是否吃了薑便會「夠薑」？一笑）。

事實上，中醫認為春季陽氣初生，因應天時宜多食辛甘發散之品，以助陽氣的生發。因為辛味之升散，甘味之補益，尤能健脾。

立春是農曆年中的第一個節氣，立春一過，表示新一年的春天來臨了，氣溫開始回升（但有時會出現春寒料峭，乍暖還寒的反覆情況），白天漸長，自然界萬物復甦。中醫認為人體與大自然相通，應該順應春天陽氣初發，萬物始生的特點，注意保護陽氣，即金句所說的「春夏養陽」，而着眼點則重在養「生」（即生發）。《黃帝內經》云：「春三月，此謂發陳。天地俱生，萬物以榮。」表示春回大地，陽氣升發，冰雪融化，草木萌發，蟄伏過冬的昆蟲甦醒；萬物生機蓬勃，欣欣向榮，此時正是人體調養陽氣，讓其生發的好時機。

按中國五行的觀點，春屬木，與肝相應。樹木枝幹曲直，向上向外舒展，引申為具有生長、升發、疏達的特性。肝與木相應，因而亦有主疏洩、調達情緒和舒展心情的功能。故此，立春養生重在疏肝，由於肝與情緒變化的關係密切，故此必須注意精神調養，要胸懷廣闊，心境開朗，戒暴怒，忌憂鬱。如此則氣血通達，流暢有度，身體的新陳代謝便能正常運作。

飲食方面，春天宜減酸增辛和甘，意即春天的飲食應該減少酸味的食物如山楂、檸檬、烏梅、木瓜、番茄、橙、柑、橘、柚等，因酸味入肝，主收，具有收澀／收斂的特性，不利陽氣的生發。反之辛味食物則有助陽氣升發（已於上篇小貼士中提及），而甘味則能健脾。因春天肝木旺盛，有可能會克制脾土，影響脾的運化功能，故須健脾。所以辛味和甘味的食物在春天可適當多吃一些。

穿衣方面，氣溫雖然回暖，但不應忙於減衣。事實上，春寒料峭，春天氣候變化較大，乍暖還寒，時常有冷空氣出現，晝夜溫差大；另一方面，春天人體的陽氣開始趨向體表，向外散發，而肌膚毛孔亦變得疏鬆，對寒邪（包括冷空氣及病毒）的抵抗能力相對減弱，容易着涼生病，患上一般傷風感冒及流行性感冒的機會增高，所以《黃帝內經》早就提出了「春捂」的概念，指的就是「春不忙減衣」。「春捂」一方面是順應春天陽氣生發的需要，即要減衣，讓陽氣散發，另一方面也是預防疾病的保健原則，即不要立即盡去禦寒衣物。（本段內容節錄自筆者撰寫的《養生秘笈・四季防病篇》）

看過一個近代北京名中醫王洪圖教授的醫案，患者病情與季節變換有關，特別是春天。患者是一位女士，求醫時三十七歲，時常失眠，不願與人交談，但經常無緣無故哭泣、伴有嘔吐、腹瀉等症狀，思想越來越遲鈍，也不願上班。她先看西醫，服了一些精神科藥物後性情大變，轉為容易興奮，不停說話，睡眠不多，卻表現精力充沛，愛理閒事，

雙花疏肝茶（2人量）

材料：夏枯草30克、桑葉10克、杭菊花5克、玫瑰花5克、黑杞子10粒或杞子6克、紅糖適量。

製法：材料略沖洗，先將夏枯草、桑葉及杭菊加清水4碗用猛火煮沸後改用文火煲至2碗，濾去藥材加入紅糖、玫瑰花及杞子焗10分鐘即成。

功效：桑葉及杭菊均味苦性涼，平肝明目，夏枯草味苦性寒，清肝明目，玫瑰花味苦性溫，疏肝解鬱，黑杞子與枸杞子均為益精明目之品，諸藥相配，清肝、疏肝、明目尤為顯著。

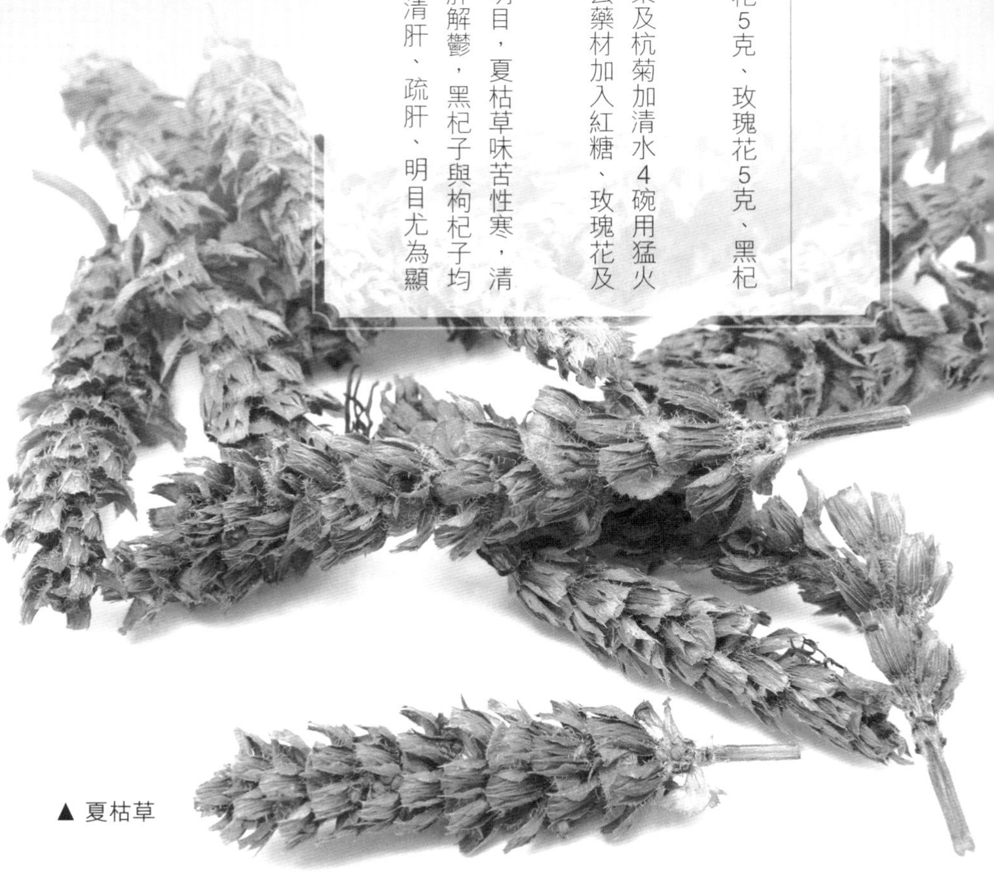

▲ 夏枯草

例如不懂打乒乓球，但看見別人打球時卻在旁指指點點，並愛上逛街購物。不過她仍然是一會兒哭，一會兒笑，精神科醫生診為「雙向型躁鬱症」，尚屬輕微狀態，繼續給予西藥治療。患者有一個很特別的發病規律就是春季抑鬱寡言，但到秋天則興奮多話，西醫只有隨病情變化用藥。後來到王教授處就診，當時正值春季，她處於抑鬱狀態，診症時一言不發，但一開口便痛哭，喊着要自殺。王教授的診斷為肝膽氣鬱，痰熱內擾，給她服用疏洩肝膽、清熱化痰的中藥，過了六週，病情減輕了，繼續服藥三、四週後痊癒了。

小貼士

立春後春天正式開始，在生活起居方面，亦應配合春天陽氣生發的特點，多參加戶外活動，舒展筋骨。蘇東坡有一首《養生三字經》，筆者覺得不單立春或春天節氣合用，其實一年到晚皆宜，最適合長者。

軟蒸飯，爛煮肉；

溫羹湯，厚氈褥；

少飲酒，惺惺宿；

緩緩行，雙拳曲；

虛其心，實其腹；

喪其耳，立其目；

久久行，金丹熟。

大意是長者消化能力較弱，所以應進食較軟的飯和煮爛的肉和飲暖湯；寒冷時穿衣蓋被要夠厚以保暖；酒要少喝（最好不飲），要多休息養神；行路要穩步緩慢，或可握拳作緩步跑（表示應有適量運動）；要虛懷放寬心境，減少慾望；但不可空腹不進食；耳無妄聽，目不斜視（表示少聽閒言閒語，對無關痛癢的不如意小事可視而不見）。如果按上述起居飲食的法則而行，並能持之以恆，則能練就金剛不壞之身（即保持健康長壽）。

每年的農曆新年，幾乎都會聽到一首賀年歌「迎春花」，頭兩句歌詞是：「好一朵迎春花，人人都愛它」，最近我偶然聽到這首歌，猛然想起在論述二十四節氣有關物候的內容時，應提及有一種物候是「花信風」。所謂花信風即是風報花的消息，意即帶有開花信息的風候。花開時吹過的風叫「花信風」，應花期的風所以名「信」。中國文化中有「二十四番花信風」的論述，《荊楚歲時記》云：「始梅花，終楝花，凡二十四番花信風。」《花鏡》亦云：「江南有二十四番花信風，梅花為首，楝花為終。」這是中國人特有的花事時間。從小寒開始至次年的穀雨的八個節氣中，花信風和廿四節氣的七十二候一樣，每個節氣分為三候，每五天為一候，合共二十四候，每一候對應一種花信，應二十四番花信風。明代焦竑著的《焦氏筆乘》記載了上述八個節氣中，每個節氣的三候花信：

小寒：一候梅花，二候山茶，三候水仙；

大寒：一候瑞香，二候蘭花，三候山礬；

立春：一候迎春，二候櫻桃，三候望春；

雨水：一候菜花，二候杏花，三候李花；

驚蟄：一候桃花，二候棣棠，三候薔薇；

春分：一候海棠，二候梨花，三候木蘭；

清明：一候桐花，二候麥花，三候柳花；

穀雨：一候牡丹，二候荼蘼，三候楝花。

二十四番花信風顯示了自然界的一種現象，就是節氣的來臨與各種花卉的開放有較明顯的關係，正是古人所說：「風不信，則花不成」。花信風顯示氣候變化和時節轉換，人們可以利用花信風來計劃農事的安排，所謂「花木管時令，鳥鳴報農時」。至於為何只有二十四候花信風，而不是七十二候？因為經過二十四番花信風之後，以立夏為起點的夏季來臨，開花的植物越來越少，雖然夏季仍有花開如茉莉花、百合花、蘭花等，但畢竟比春季少而沒有那麼茂盛。之後的秋冬季更是花木凋零的天氣，所以沒有描繪七十二候的花信風。

今年的立春交節日是二月四日（農曆年卅晚），而立春第一候花信風為迎春花，廿四節氣中它在百花中開花最早，開花後春天隨即到來，因而得名。迎春花與梅花、水仙和山茶花合稱「雪中四花」，都是有不畏嚴寒，能傲雪而立的特點。

立春的第二花候櫻花，亦即櫻桃花，屬薔薇科植物。櫻花枝葉繁茂，花色艷麗多彩，觀賞價值很高，可以在園林、路旁種植，也可製成盆景觀賞。日本人視之為國花，每年櫻花季節，大量的外地遊客包括香港人，都會湧到日本賞櫻。櫻花的花瓣可作中藥使用，有止咳、解酒、退熱等作用；亦有護膚的功效，不過中醫臨床極少使用。根據《中醫藥大辭典》記載，原來櫻花全株植物幾乎都有藥用價值。

立春第三候花信是望春花（又名辛夷），屬木蘭科望春花花屬植物，包括白玉蘭、木筆和紫玉蘭。望春花每年新曆三、四月間開花，花形大而顏色艷麗，花瓣外呈紫紅色，裏面白色或粉紅色。有很高的觀賞價值，廣種於田園或城鄉郊野的路旁。望春花的花蕾可入藥，就是辛夷（花），是中醫臨床常用的解表通鼻藥，味辛，性溫，有發散風寒，通鼻竅的功效。

香花蓮子百合甜湯（2人量）

材料：玫瑰花、素馨花各5克、蓮子、百合各30克、紅棗6枚（去核）、紅糖適量。

製法：將材料洗淨，蓮子、百合及紅棗加清水6碗用猛火煮沸後改用文火煲至軟熟，加入紅糖、玫瑰花及素馨花再煲10分鐘即成。

功效：本食品具養心安神，舒肝解鬱功效。

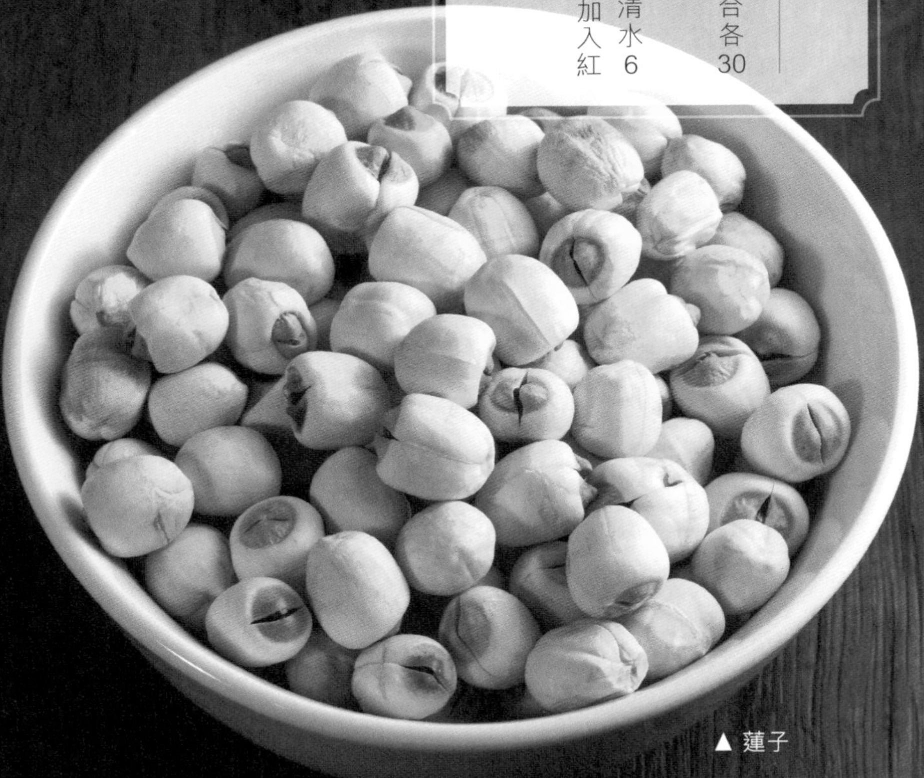

▲ 蓮子

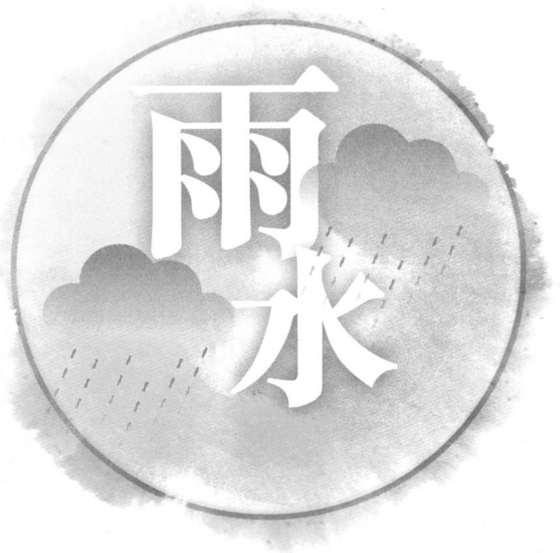
雨水

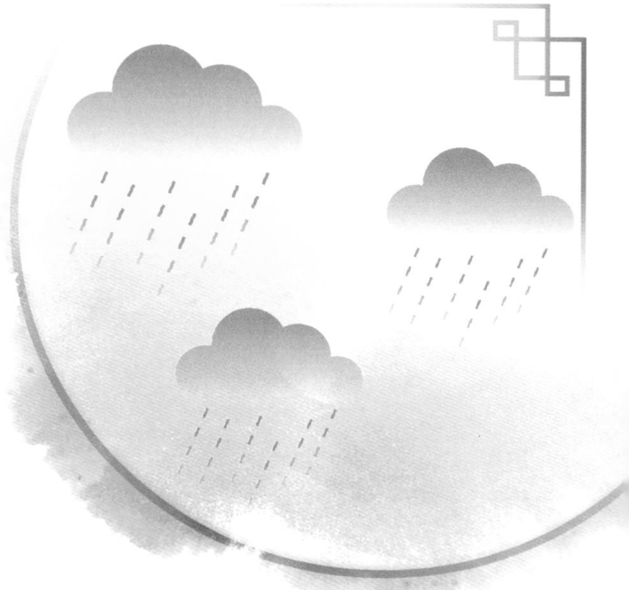

雨水是廿四節氣中的第二個節氣，每年新曆二月十八、十九或廿日，當太陽移行至黃經330度時，便是雨水交節日，也就是降水的節氣，下雨開始，雨量漸增。《月令・七十二候集解》云：「正月中，天一生水。春始屬木，然生木者必水也，故立春後繼之雨水。且東風既解凍，則散而為雨矣。」一到雨水，天氣逐漸回暖，冰雪融化，降雨量亦漸漸增多，故取名為雨水。此時春天已經到來，萬物開始萌動。今年雨水交節日是二月十九日（正月十五），節氣時段直到三月五日。

雨水的三個候應分別為「獺祭魚」、「鴻雁來」和「草木萌動」。第一候中的「獺」即水獺，在水中生活，愛吃魚，當牠捉到一條魚後，先把魚咬死，然後放在岸邊，再下水捕魚，捉到後照樣把魚咬死放在岸邊，如同陳列祭品一樣，直至魚的數目足夠牠一餐享用，才把魚逐條吃掉。這種情況就像將會在霜降時提及的第一候「豺乃祭獸」，同樣是把捕獲的獵物先陳列後再享用。雨水第二候中的大雁到雨水後便從南方飛回北方，「鴻雁來」亦即所謂「雁北鄉」。第三候的草木，因有雨水的滋潤，開始長出嫩芽，就是「草木萌動」。

微風柔和催開百花稱為花信風，表示帶有開花音信的風候。雨水中的三候花信風分別為一候「菜花」、二候「杏花」、三候「李花」。菜花是指油菜花，為十字花科植物，看上去像菜心，事實上與菜心同是蕓薹屬，只是不同品種。其花黃色，三、四月間開花，令油菜田變成一片金黃色，其種子榨出的油便是菜籽油。第二候的杏花是薔薇科植物，每年三、四月開花，花瓣白色或微帶紅暈，是有觀賞價值的植物。其果實稱杏子，果肉、果仁均可食用，後者更可入藥。第三候的李花，即李樹的花，又名玉梅，古稱嘉慶子，是薔薇科植物，花期為三至五月，色白，細小而繁茂，氣味清香，果肉可食，亦可加工製成食品，廣東人常吃的零食之一「嘉應子」就是用李加工製成，其名可能是由「嘉慶子」衍生出來。

雨水節氣下雨令我想起明朝翰林學士解縉寫的一首打油詩：「春雨貴（滑）如油，下得（地）滿街流。滑（跌）倒解學士，笑煞（壞）一群牛。」相傳解縉未做官前，有一天因接獲高中科舉的消息，心情興奮，急忙出門想把好消息通報親友。當他急忙在街上行走時，因天雨路滑，一個不小心跌倒地上，路人看見，都指手劃腳地哈哈大笑，解縉覺得自己跌倒不單沒人加以援手，反而幸災樂禍，把他奚落一翻，於是氣在心頭，隨口吟了這首打油詩，把笑他的人當牛看待。其實解縉是明朝江西人，與宋朝的歐陽修同鄉。他個子雖細小，但志向宏大，而且聰明機智，勤奮向學，終於與歐陽修一樣，成為翰林大學士，而且三十多歲便肩負起中國第一部大百科全書《永樂大典》總編輯之職，真是了不起！他生平有很多有趣軼事，下文再作介紹。

雨水節氣期間有兩個中國傳統節日，一個是「元宵節」，另一個是「填倉節」。「元宵節」是我國一個重要的民俗節日。每年的正月十五，剛好是大地回春的第一個月圓之夜，家家戶戶在家中共度元宵，因而得名。南方人在這天愛吃「湯圓」，以示一家團圓，心軟甜蜜之意。今年的元宵是新曆的二月十九日，正值雨水交節日。這天亦是道教的「上元天官大帝」（民間另一說天官為「堯帝」）的誕辰，所以又稱「上元節」。

老黃瓜健脾湯（2人量）

材料：老黃瓜1個、雲苓30克、赤小豆60克。

製法：將材料洗淨，老黃瓜開邊切塊，加清水6碗用猛火煮沸後改用文火煲至2碗，調味即成。

功效：雲苓及赤小豆均性平，黃瓜性涼，三者均能健脾利水，互相配合，加強利水消腫，清熱化痰之效。

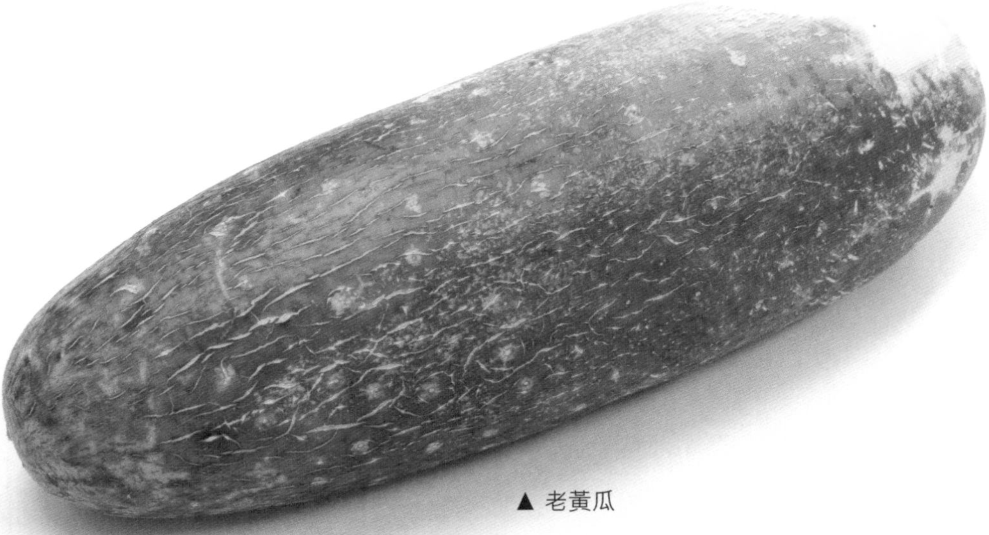

▲ 老黃瓜

這天晚上，老百姓除了吃「元宵」食品外，亦有點燈、賞花燈和猜燈謎的活動，所以又稱「燈節」。據説「元宵節」始於漢代，漢惠帝死後，呂后曾奪權執政，呂后死後，漢室大臣剷除呂氏餘孽，擁劉恆登位，即漢文帝。他勵精圖治，勤政愛民，開創了文景之治。由於清除呂氏黨羽的日子正是正月十五日，所以每逢這天晚上，文帝便微服出巡，與眾同樂，後來更索性定這夜為元宵，發展為元宵節。而「燈節」亦始於漢代，一直流傳至今。時至今天，「元宵節」青年男女外出觀燈，結識相會所以又被稱為「中國情人節」，粵劇大師唐滌生膾炙人口的「紫釵記」，也是記載唐代狀元李益與霍小玉在元宵節夜完婚的一個愛情故事。

雨水節氣期間的另一個節日「填倉節」，又名「天倉節」，節期為農曆正月廿五日，與元宵節相隔十天，宋代《東京夢華錄》記載：「正月二十五日，人家市牛、羊、豕肉，恣饗竟日，客至苦留，必盡而去。名曰填倉。」相傳很久以前（沒有正式的朝代和人物記載），大地苦旱三年，民不聊生，但當權者不顧百姓生死，照樣苛徵賦税，百姓餓死者不計其數。當時有一名看守官糧的倉官，不忍百姓受苦，於是毅然自己決定開倉派糧，賑濟災民，並且在正月二十五日派盡官糧後，放火燒倉自焚。後人為了紀念他，便在這天，凡與糧食糧倉有關的行業（如農民、糧油商人等），都設祭供奉他，並祈求全年糧足倉滿。這個節日充份體現出漢族民間百姓祈求盼望過富足生活的美好願望，是個象徵新年五穀豐收的節日。

雨水時節，下雨漸多，天氣潮濕，養生保健應側重健脾（胃）去濕。脾胃強健，則運化水濕的能力增強，身體不易受濕邪所傷或困濕。脾亦是「後天之本」，「氣血生化之源」，健脾有助增加身體所需的營養物質，從而促進和調節新陳代謝，協調臟腑氣血的功能活動，使身體陰陽平衡。除了適量多食健脾之品如北耆、黨參、茯苓、白朮、淮山、生薏米、蓮子等外，還應減酸增甘（已於前文討論過）。因甘味的食物／藥物都能健脾。此外，雨水仍屬初春時節，天氣仍然未穩定，甚至會出現春寒料峭。之前的春天養生論述亦有提及「春捂」的措施，主要是「捂下不捂上」，即是上半身可酌量減衣，但下半身則仍須保暖，因為土地還未被陽光曬得夠暖。就是要着重增加下半身（腎）的陽氣（即腎陽），又稱元陽，是人體陽氣的根本來源，對全身臟腑組織溫煦推動功能的作用。筆者看過一本名為《吃法決定活法》的書，作者陳允斌建議雨水時可多吃韭菜。韭菜又名壯陽草，可以補腎陽。它亦是辛味之品，春天食之有助陽氣的生發升散。南北朝一位名士周顒喜食蔬菜，他曾說：「春初早韭，秋末晚菘（白菜）」，認為兩者是最好吃的蔬菜。筆者建議雨水期間可用韭菜（或韭黃），合桃炒蝦作小菜，三種食材均有補陽的作用。

前文提到明朝才子解縉有很多生平軼事，都反映他的才智和隨機應變的能力。明成祖（朱棣，即永樂帝）時，解縉主持纂修《永樂大典》，因此與永樂帝有不少接觸。不過伴君猶如伴虎，永樂帝知道解縉才思敏捷，機靈幽默，因此很喜歡出其不意地提出一些難題來考驗他。據說有一次，永樂帝很認真地向解縉表示皇后剛於昨夜誕下龍胎，是大喜之事，要求解縉作詩慶賀，解縉隨即吟道：「吾皇昨夜降真龍。」永樂帝聽罷立即搖頭，表示出生的是一位公主，解縉接着吟道：「月裏嫦娥下九重。」豈知永樂帝假裝面露愁容，其實目的是要難為他，並說公主一出娘胎便夭折了。解縉心中早知事有蹺蹊，不慌不忙再吟第三句：「料是人間留不住。」誰料這時皇帝意興正濃，越聽越是想窮追猛打，竟說公主不是夭折的，是接生婆不小心把她掉在水盆中被水浸死的。不過解縉並未被難倒，仍然從容不迫地回應道：「飛身直入水晶宮。」到此，永樂帝不禁由心底佩服他的才智和應變能力，哈哈大笑，表示只是虛構事件來考考他，並對他大加讚賞。

節瓜去濕湯（2人量）

材料：老節瓜1個、荷葉20克、江珧柱60克。

製法：將材料洗淨，節瓜刮去外皮，洗淨開邊，江珧柱浸軟撕開，加清水6碗用猛火煮沸後改用文火煲至2碗，調味即成。

功效：以上材料均性平，節瓜及荷葉為健脾利水之品，江珧柱亦能和胃調中，三者互相配合，有清熱利尿，消腫去脂之功效。

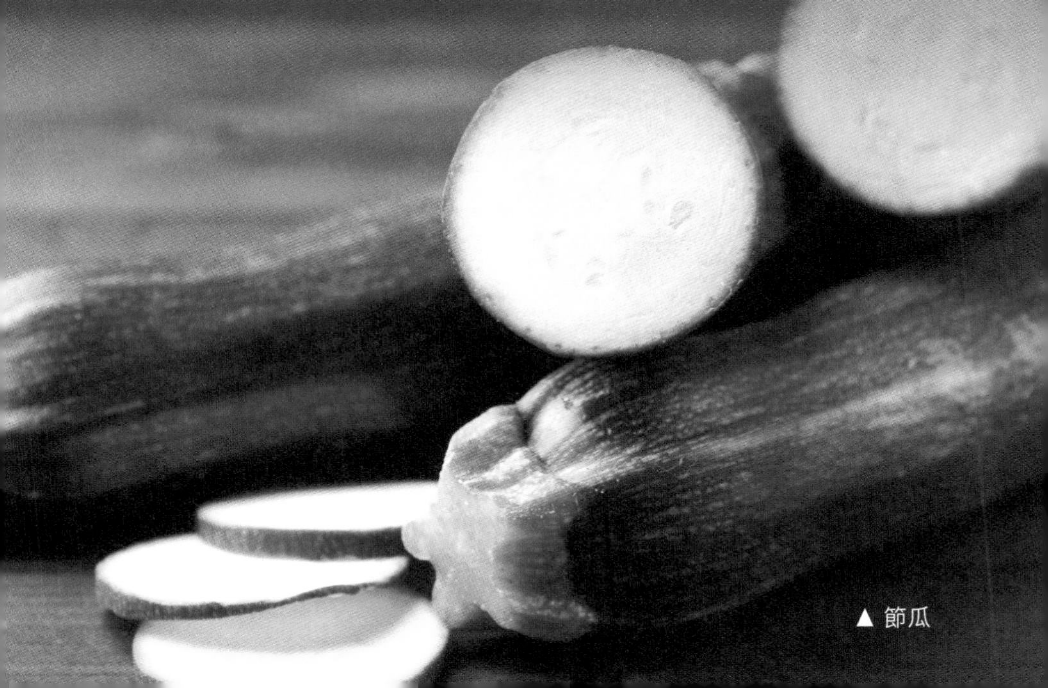

▲ 節瓜

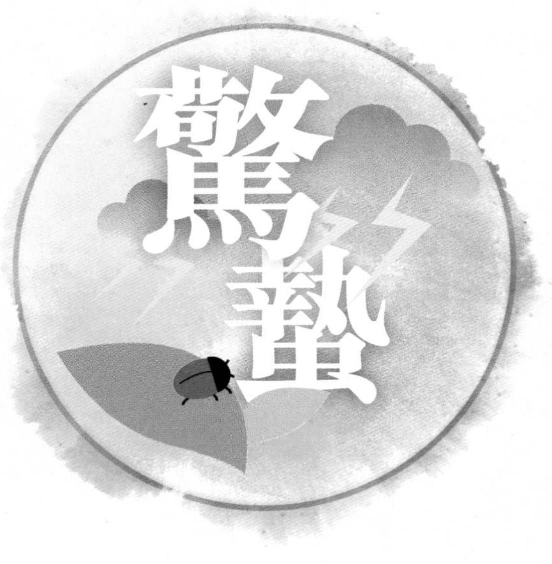
驚蟄

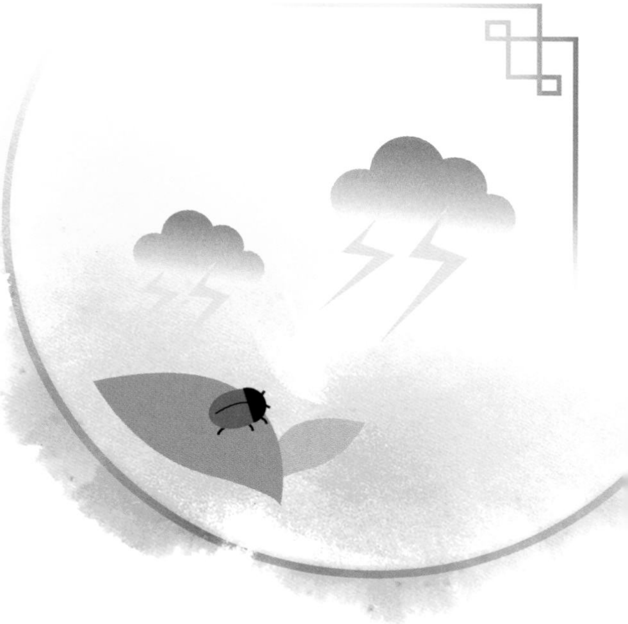

每年的新曆三月五、六或七日，當太陽移行至黃經345度時，就是廿四節氣中第三個節氣——驚蟄的交節日。今年的驚蟄節氣由新曆三月六日開始（農曆一月三十日），至三月二十日（農曆二月十四日），此時氣溫回升較快，逐漸有春雷萌動。驚蟄古稱「啟蟄」，標誌着仲春時節的開始。《月令・七十二候集解》云：「二月節，萬物出乎震，震為雷，故曰驚蟄。是蟄蟲驚而出走矣。」蟄是「藏」的意思，蟄蟲就是藏在地下泥土裏冬眠的動物如蛇、蟲等。驚蟄時節，古人認為春雷響起，驚醒了蟄居的動物，都鑽上地面開始活動了。其實蟄蟲甦醒活動，全因春回大地，天氣回暖，並非被春雷響聲驚醒。

驚蟄的三個候應分別為一候「桃始華」，

二候「鶬鶊鳴」和三候「鷹化為鳩」。每年三月是桃花盛放的日子，武強年畫《李白斗酒》上有詩云：「三月桃花放，綠柳真清涼。李白斗酒量，沖開錦繡腸。」所以說「桃始華」就是說桃花茂盛開放。第二候應中的鶬鶊，即黃鸝，「鶬鶊鳴」即黃鸝叫，其鳴聲婉轉悅耳。第三候應中，天空上再見不到鷹在飛翔，取而代之的是斑鳩，所以說「鷹化為鳩」。

驚蟄三候的花信風分別為一候桃花、二候棣棠、三候薔薇。桃花屬薔薇科植物，它除了可供觀賞外，桃子可食，而樹身各部份均可入藥。筆者之前曾在港台節目中介紹過，所以不再論述。至於桃花，除作觀賞外，陰乾後可入藥。它味苦，性平，無毒。有利水，活血，止痛，通便作用，主治水腫、腳氣病、痰飲、二便不利、經閉、腰腹痛等。第二候的棣棠花，是薔薇科植物，花鮮金黃色，五瓣，是有觀賞價值的花，亦有用之入藥，有利濕、化痰、消腫、止痛、止咳、幫助消化等作用。臨床上並不常用。第三候的薔薇，又稱野薔薇，屬薔薇科植物，花有多種顏色，如白色、淺紅色、深桃紅色、黃色等，花曬乾後亦可入藥，其味甘酸，性涼，有消暑化濕、順氣和胃、生津解渴，止血等功效，不過臨床上甚少用，尤其是體虛之人。

驚蟄期間有一個特別的民俗節日「春龍節」，又稱「龍頭節」，節期為農曆的二月二日。古代天文學有「二月二，龍抬頭」的說法，是指由七個星宿組成「東方蒼龍」星座，每逢二月二日早晨，這星座的龍角星會從東方地平線上出現，就像龍把頭抬起一樣；民間亦認為這天是一個大吉日子。據說春龍節的起源與一個神話故事有關。相傳唐代武則天登位，自稱周武皇帝，激怒玉皇大帝，他下令四海龍王三年內不得向人間施降雨露。因此大地乾旱，民不聊生。當時掌管天河的龍王目睹災情，於心不忍，於是偷偷向人間降了一場大雨。此事豈能瞞得住玉皇大帝，他怒把龍王貶到凡間，並壓在一座大山下。他吩咐天將在山上貼了一道御旨，說明龍王的罪狀，法當千載受罰，除非金豆開花，否則他永遠不得重返天庭。後來民間百姓得悉事件，便到處尋找開花的金豆。有一年的二月初一，街上有一位婆婆叫賣金豆，其實她賣的是玉米（粟米）。途人中有人猛然醒悟，粒粒的玉米就像金豆，如果把玉米放在鑊上炒熟至爆開，豈不就是金豆開花嗎？這想法很快便廣傳開去，於是家家戶戶都買玉米，並約定在二月二日那天一齊炒玉米至開花，然後向上天供奉。玉帝得知事件，決定赦免龍王，讓他重返天庭，並可繼續向人間施佈雨露，自此民間便把這天定為「春龍節」。這天家家戶戶一邊炒玉米，一邊

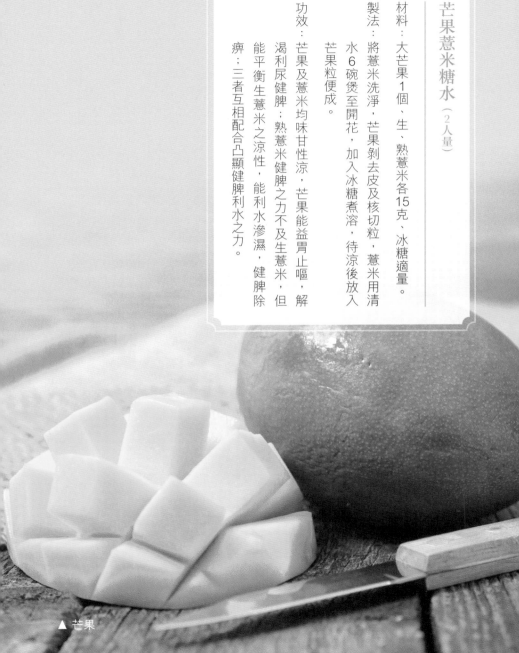

芒果薏米糖水（2人量）

材料：大芒果1個、生、熟薏米各15克、冰糖適量。

製法：將薏米洗淨，芒果剝去皮及核切粒，薏米用清水6碗煲至開花，加入冰糖煮溶，待涼後放入芒果粒便成。

功效：芒果及薏米均味甘性涼，芒果能益胃止嘔，解渴利尿健脾；熟薏米健脾之力不及生薏米，但能平衡生薏米之涼性，能利水滲濕，健脾除痹；三者互相配合凸顯健脾利水之力。

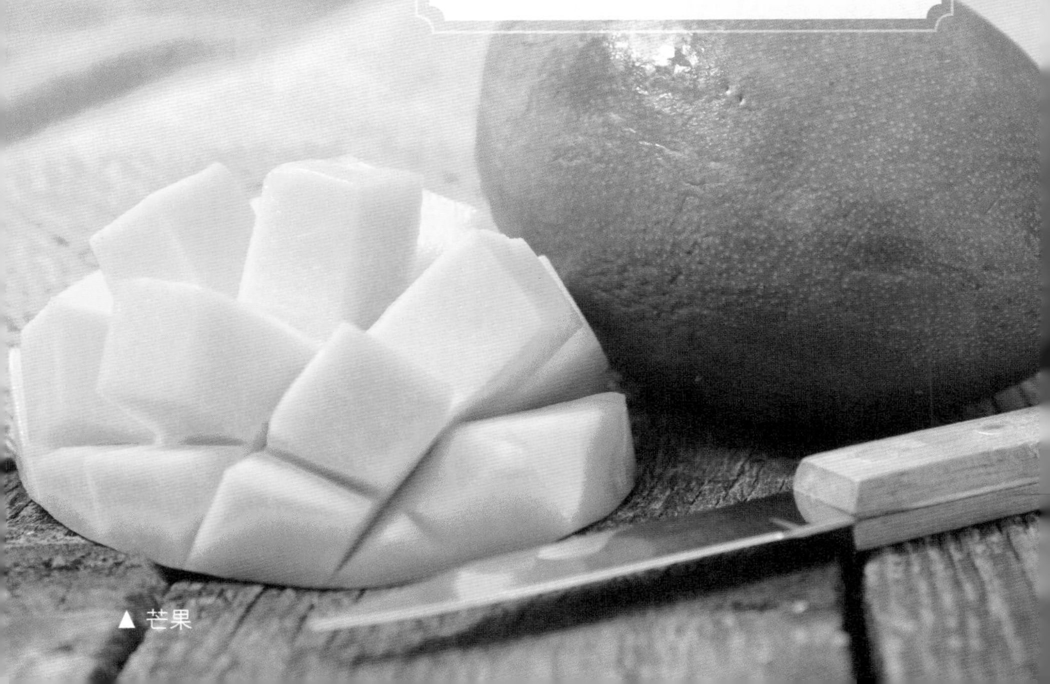

▲ 芒果

唱着民謠：「二月二，龍抬頭；大倉滿，小倉流。」

驚蟄除了有一個春龍節，還有另一個很特別的民間風俗，就是「祭白虎，打小人」，尤其是廣東各地，包括香港、澳門更為盛行。驚蟄交節日又叫「白虎日」，相傳白虎是凶神之一（有學者認為是「白虎」星座），每年驚蟄，牠聽到春雷響聲，便會下山覓食，見人便吃。遠古人民為求自己平安，便在驚蟄日舉行祭白虎的活動。據説進行祭祀時，要用豬油塗抹用黃紙製成、身有黑紋、口有獠牙的白虎之口，期望牠滿肚油水，便不再張口食人；並且用鴨蛋餵牠進食（亦有一説是用豬肉祭白虎），以期牠食飽後便不再吃人。至於祭白虎如何與打小人扯上關係呢？原來有一個傳説故事。

相傳廣東省某條村時常有白虎於晚上出現，並獵食牲畜。村長姓佘，他有一個伯父，生性自私，他時常於夜間假扮白虎，把其他村民的豬肉偷走，翌日施施然拿至市場擺賣，卻未被人發覺。有一年的「驚蟄」夜晚，村裏來了一群白虎，把所有牲畜都吃光，但伯父偷了豬肉後回家卻懵然不知，翌日照樣拿偷來的豬肉到市場擺賣。村民得知，恍然大悟，原來平時是伯父假扮白虎偷走豬肉販賣，失了蹤的豬肉並不一定是給白虎吃掉。大家當然憤怒，人人拿着鋤頭喊打，要懲罰他。但他是村長的親人，個個敢怒而不敢打。有人想出一個方法，用紙製成白虎放在石上，然後用草鞋代替鋤頭，不斷拍打紙製白虎，取其「伯父」的諧音，以洩心頭之憤。亦有一些年長婦女，一面拍打，一面口中念念有詞，咬牙切齒地大聲詛咒：「打你個小人頭、打到你有氣冇定喘；打你對小人手，打到你乜都唔識偷；打你對小人腳，打到你有鞋冇褲着。」現今每年驚蟄，香港「鵝頸橋」的打小人風氣，有可能是起源於此。

讀過一首宋朝舒岳祥在驚蟄寫的詩《有懷正仲還雁峯詩》：「松聲夜半如傾瀑，憶坐西齋共不眠。一鼓輕雷驚蟄後，細篩微雨落梅天。臨流欲渡還休笑，送客歸來始惘然。掩卷有誰知此意，一窗新綠待啼鵑。」詩中兩句「一鼓輕雷驚蟄後，細篩微雨落梅天」，直接而細緻地道出驚蟄的天氣變化。隨着天氣逐漸回暖，雨水亦漸多，進入黃梅時節很多時下雨但不大，只是微雨，就像朱自清在其散文《春》中的描述：「春雨像牛毛，像細絲，密密地斜織着。」這時昆蟲開始活躍，四出活動、覓食、繁殖。令細菌、黴菌、病毒等病原體快速散播，因此除了要加強體質鍛煉，以提升抗病能力外，亦要注意環境及個人衛生，減少受感染的機會。潮濕天氣容易誘發皮膚病如濕疹、皮膚敏感症等的發生，或令病情加重，因此有皮膚疾患的人應加倍注意皮膚的衛生情況。春天百花盛放，尤其是嶺南地區，空氣中可能瀰漫着一些引致敏感性疾病如花粉症、鼻敏感等致敏原，因此有過敏體質的人亦要採取必要的預防措施，例如多戴口罩，勤洗手等。再者，要注意春天季節屬五行的肝木範疇，是肝病發生較多及與肝病有關的傳染病季節，如各型傳染性肝炎、酒精性及非酒精性脂肪肝及肝硬化、肝寄生蟲，腸道感染的肝臟損傷等等，所以要加倍保護肝臟，注意健康飲食，不抽煙、少喝酒、多運動。

蘿蔔豆芽湯（4人量）

材料：白蘿蔔1個、大豆芽200克、豬腱肉300克。

製法：洗淨材料，白蘿蔔削皮切塊，豬腱肉汆水，加清水12碗煲至6碗，調味即成。

功效：春天肝旺，食療要省酸增甘，即減少吃酸味的，多吃甘味的食物；白蘿蔔生者性涼味辛甘，能生津止渴，去風熱，抗病毒；煮熟性溫，有健脾消食、順氣、化痰、利尿等功效；大豆芽（黃豆芽）性平味甘；豬腱肉性平味甘鹹，三者相配，有滋潤清熱、益胃消食作用。

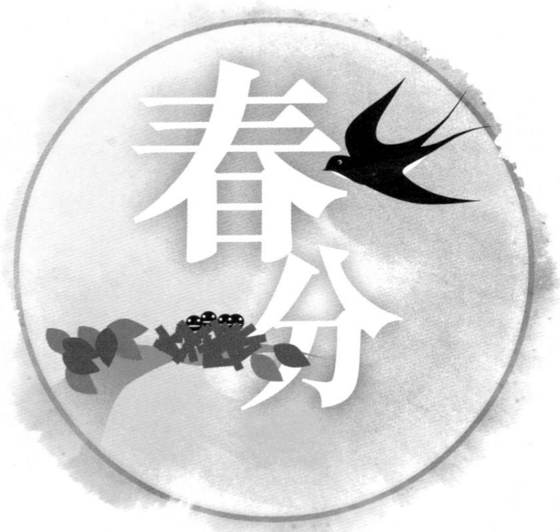
春分

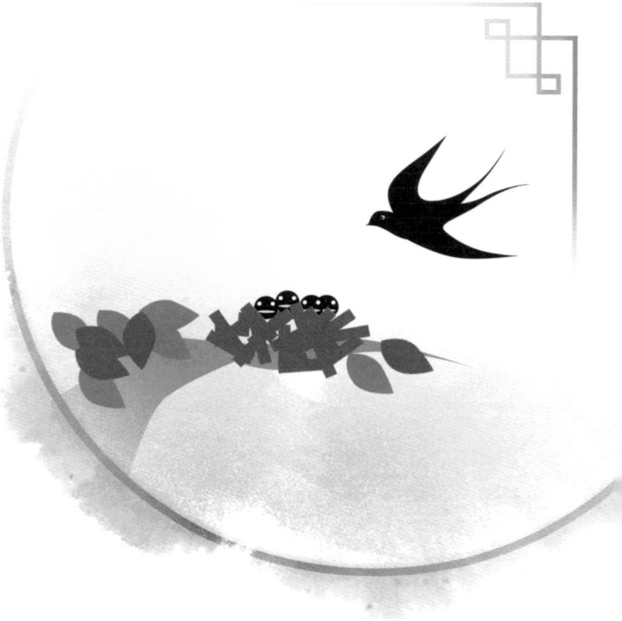

每年的新曆三月廿、廿一或廿二日，當太陽移行至黃經0度（春分點），便是廿四節氣的春分交節日，今年的春分交節日在新曆的三月廿一日。這天太陽在赤道的正上方，直接射向赤道，令南、北半球晝夜的時間幾乎相等，所以古人稱這天為「日中」、「日夜分」。《月令・七十二候集解》云：「二月中，分者半也，此當九十日之半，故謂之分。秋同義。」意即春分日平分了春季。古人以立春至立夏（共三個月即九十日）為春季，春分正好在春季的中間，正所謂平分春色。《春秋繁露・陰陽出入上下篇》亦云：「春分者，陰陽相半也，故晝夜均而寒暑平。」

春分的三個候應分別為第一候的「玄鳥至」、第二候的「雷乃發聲」和第三候的「始電」。第一候中的「玄鳥」即燕子，春分時節，燕子都飛來築巢了。第二候和第三候的候應基本上可連在一起理解，就是說一到春分時節，氣象的變化是開始出現行雷閃電的現象。

春分節氣的三候花信風分別為海棠花、梨花和木蘭花。第一候的海棠花是一種喬木，花色呈淡紅、白色、紅色和紫色，甚具觀賞價值。它是中國特有的植物，素有「國艷」的美譽，早在先秦時期就有文獻記載，到唐朝更被視為「百花之尊」、「花中神仙」，直至近代，它亦深受我國人喜愛，還把它當作是美好事物，美麗和吉祥事物的化身。此外，早於《詩經》已有提及木瓜、木桃和木李等可食用的植物，全都屬於海棠類植物。如木瓜海棠的果實即木瓜；蘋果屬海棠的果實稱為海棠果，類似山楂，味道酸甜，可鮮食或製成蜜餞。海棠花本身味甘微酸，有收斂止瀉，和中止痢的功效。春分的第二花信風候是梨花，屬薔薇科植物，於春季開花，花色潔白如雪，花香濃郁，其果實梨是大家熟悉的水果，可鮮食、煲湯、製膏、梨脯、釀酒等，亦可入藥。其味甘微酸，性涼，有生津、清熱、止咳、潤燥、化痰、解酒的功效。在古時，由於梨花色白，而且「梨」與「離」同音，被認為不吉利，因此古人不會把梨花種在庭園當眼之處，有點替它不值！第三候的木蘭花，是落葉小喬木，屬木蘭科植物，於早春開花，花瓣外面呈紫紅色，內側白色，亦有不同的種屬呈全白色。唐朝白居易曾作詩詠木蘭花：「紫房日照胭脂拆，素艷風吹膩粉開。怪得獨饒脂粉態，木蘭曾作女郎來。」他在詩中借木蘭花讚頌代父從軍的花木蘭。事實上，木蘭花開花時的形態幽雅高貴，望之令人徒生敬仰。

與海棠花有關，一個大家耳熟能詳的成語「海棠春睡」，原來有一個風流典故。唐代樂史著的《楊太真外傳》，是敘述唐明皇李隆基與楊貴妃的故事。眾所周知，唐明皇是個風流天子，書中記載他曾將海棠花與楊貴妃相比，相信唐宮亦種了不少海棠花。「海棠春睡」的典故則出自北宋僧人釋惠洪的《冷齋夜話》：「唐明皇登香亭，召太真妃，於時卯醉未醒，命高力士使侍兒扶掖而至。妃子醉顏殘妝，鬢亂釵橫，不能再拜。明皇笑曰：『豈妃子醉。直海棠睡未足耳！』」大家可以想像當時楊貴妃酒醉未醒，鬢亂釵橫的嬌憨美態，任何男士見了都會心動，莫說是風流成性的唐明皇，簡直是我見猶憐！如此這般，海棠春睡的故事便流傳千載，而海棠也令人容易想起美女、佳人的美態丰姿。明代的才子唐伯虎，和民國大畫家張大千都畫過一幅相關的《海棠春睡圖》。

春分節氣陰陽相半，平分晝夜，所以保健養生的大原則是注意保持人體的陰陽平

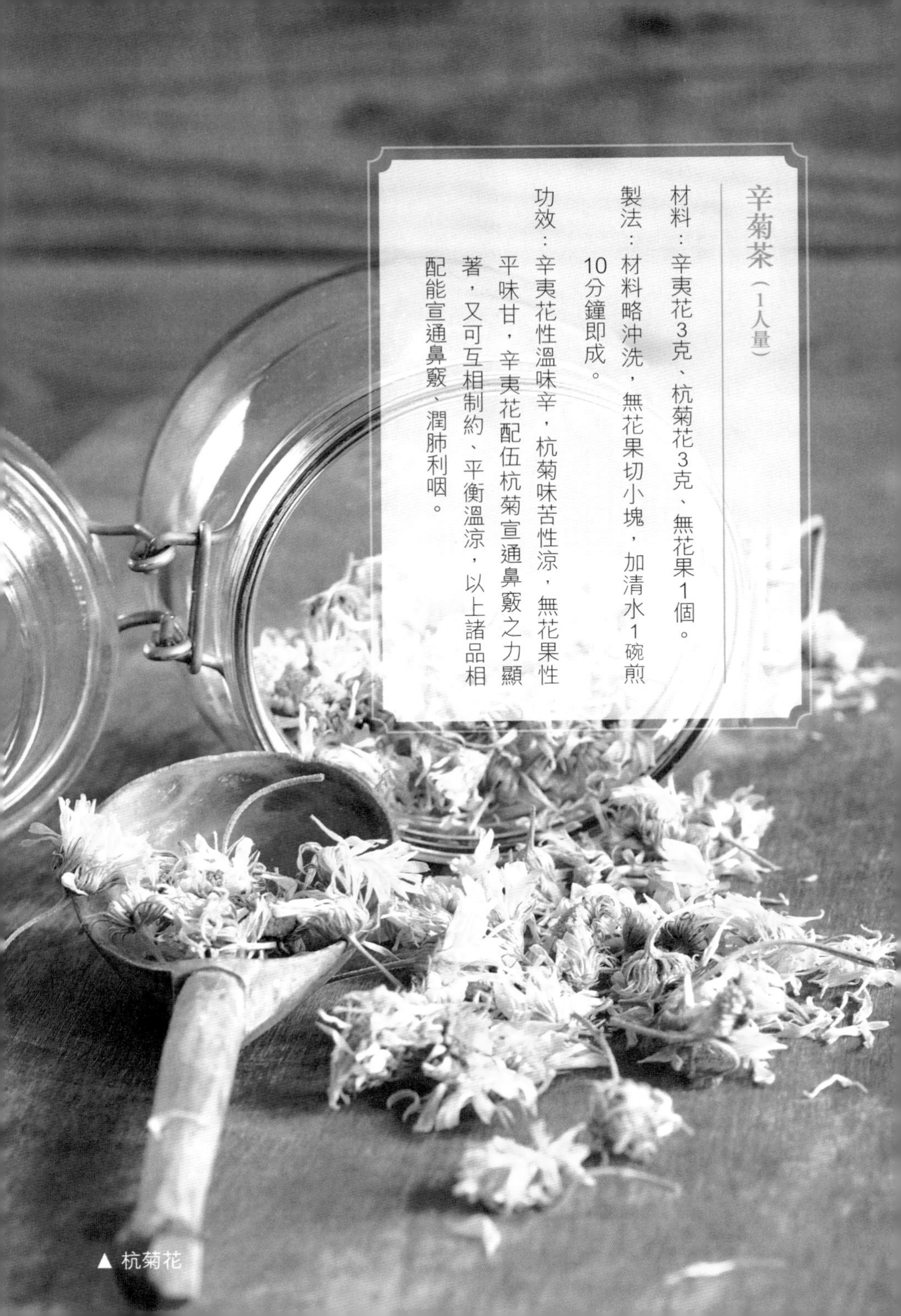

辛菊茶（1人量）

材料：辛夷花3克、杭菊花3克、無花果1個。

製法：材料略沖洗，無花果切小塊，加清水1碗煎10分鐘即成。

功效：辛夷花性溫味辛，杭菊味苦性涼，無花果性平味甘，辛夷花配伍杭菊宣通鼻竅之力顯著，又可互相制約、平衡溫涼，以上諸品相配能宣通鼻竅、潤肺利咽。

▲ 杭菊花

衡。《黃帝內經》云：「謹察陰陽所在而調之，以平為期。」意思是留意觀察人體在不同時間的陰陽互動狀態，盡量做到二者平衡。至於具體方法，《素問・上古天真論》云：「上古之人，其知道者，法於陰陽，和於術數，飲食有節，起居有常，不妄作勞，故能形與神俱，而盡終其天年，渡百歲乃去。」其實要保持身體的陰陽平衡，不單是春分節氣要注重，而是每個人一年到尾的廿四節氣都應遵循的養生原則。《黃帝內經》云：「陰平陽秘，精神乃治。」若能做到陰氣平順，陽氣固守，人體就會處於健康狀態。

春應肝，春天應讓肝氣猶如春氣之升散生發，肝的功能之一是主疏洩情志，而肝氣亦宜舒不宜鬱。肝氣反映人的情緒，如果肝氣鬱結，人便會感到煩躁、焦慮、抑鬱等，會引發頭痛、失眠、易累、腸胃失調、肥胖等問題，影響日常生活。春天到了，自然界萬物都欣欣向榮，春意盎然，生機勃勃，所以我們亦應趁機讓肝氣舒發，盡情享受春天的美好事物。曾經看過一首歌頌春分的詩，出自宋代邵雍的《擊壤集》詩云：「四時惟愛春，春更愛春分。有暖溫存物，無寒著莫人。好花方蓓蕾，美酒正輕醇。安樂窩中客，如何不半醺？」作者趁着春分節氣，天氣和暖，花蕾待放之際，獨個兒靜靜地留在家中，悠然自得地享受清醇美酒，忘我地融入了一片春色中，真是樂也融融。

記得小學時讀過一篇題為《春光好》的課文，文中有一段描述春郊的景象，令我印象深刻，課文是：「春光好，踏青到春郊，田畔菜花黃，路旁鋪綠草，蜜蜂蝴蝶花間繞。」文字雖簡單，但它所描述的春郊美景卻深深印入我腦中。每逢春天，這春郊景象便浮現出來，尤其是我心情鬱悶不舒時，只要精神上踏上春郊，這些春光美景便會把我的煩惱一掃而空。

古時春分時節有祭日儀式，自周朝開始，歷朝歷代也有奉行。清代之《帝京歲時紀勝》云：「春分祭日，秋分祭月，乃國之大典，士民不得擅祀。」原來這儀式和一個神話傳說有關。上古之時，有日神名羲和。中國最早之神話書《山海經》記載：「東南海之外，甘水之間，有羲和之國。有女子名曰羲和，方浴日於甘淵。羲和者帝俊之妻，生十日。」指出羲和是古代神話中天帝的妻子，太陽的母親，而且生育能力極強，一共生了十個太陽（不知是否由此衍生了日後后羿射日的故事）。有分析認為，羲和只是代表晨曦，因為日出之前先出現晨曦，繼而看見太陽升起，古人從而聯想到晨曦是太陽的母親。不過，《禮記‧郊特牲》云：「郊之祭也，迎長日之至也，大報天而主日也。」認為天上諸神以日為大，而羲和則被視為太陽神。後來《尚書‧堯典》又云：「乃命羲和，欽若昊天，歷象日月星辰，敬授人時。」到此羲和又變成負責觀天象而授時的總天文官（天文台長）。到了戰國屈原時代，人們又認為羲和是替太陽神駕車的車夫，《天問》云：「羲和之未揚，若華何光？」意思是羲和還未揚鞭，太陽神的車子還未開動，若木花為何會放光呢？此外，漢代《淮南子》中還有日母羲和駕車護送兒子太陽神巡遊的描述。總而言之，無論是甚麼身份，羲和肯定是中國神話傳說中一個十分有份量的角色。

月季解鬱茶（1人量）

材料：月季花3克、茉莉花3克、麥冬5克。

製法：材料略沖洗，加清水1碗煎10分鐘即成。

功效：月季花是薔薇科植物，與玫瑰和薔薇都是同科屬的植物，有點相似，其性溫味甘，茉莉花性溫味辛甘，麥冬性微寒味甘微苦；月季花及茉莉花均有疏肝解鬱作用，麥冬養陰潤肺、清心除煩，三者配伍能疏肝解鬱，清心潤肺。

清明

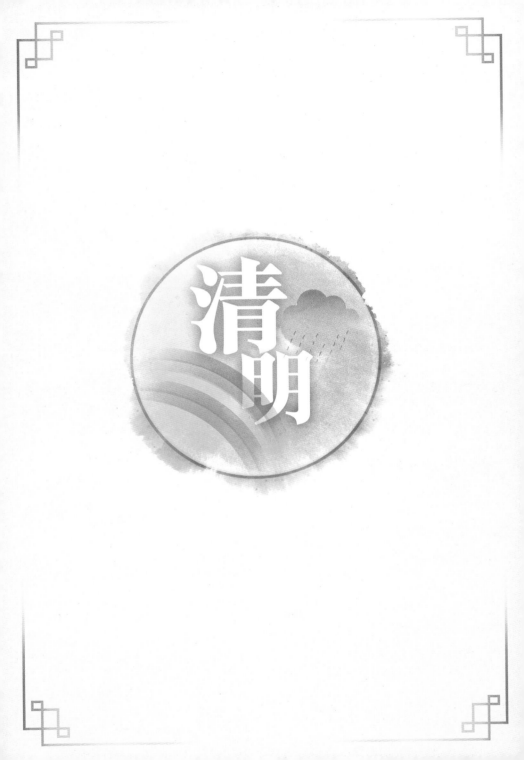

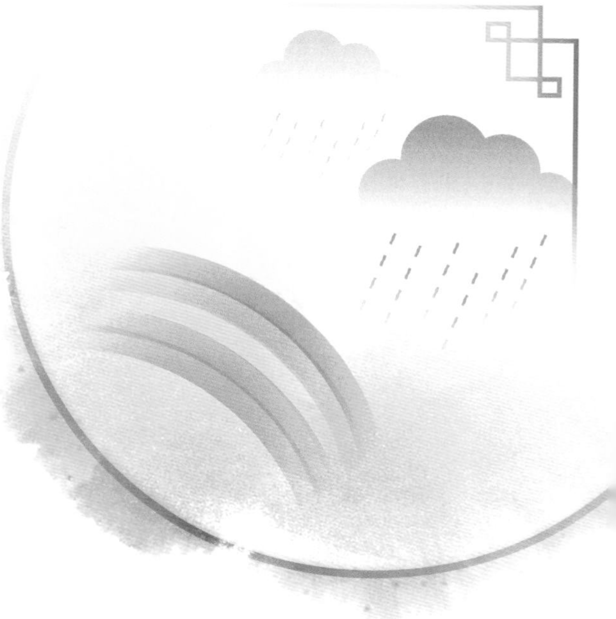

每年新曆的四月四、五或六日，當太陽移行至黃經15度時，便是清明節氣的交節日。今年的清明交節日（也是中國人傳統的清明節）是新曆四月五日，而清明節氣則持續至四月十九日。有些人可能會混淆了，以為清明便代表了掃墓的清明節，因為廣東人常常有一句口頭禪：「留返清明拜山至講！」而清明節當天不少孝子賢孫會扶老攜幼上山掃墓，因而有此誤會。事實上，清明是廿四節氣之一，而清明節氣交節日當天亦即清明節氣的第一天，才是中國人傳統的清明節。

清明節三個候應分別為第一候的「桐始華」、第二候的「田鼠化為鴽」和第三候的「虹始見」。清明期間，氣候持續變暖，草木萌生，百花含苞待放，或已盛開爭妍，好一片生機勃勃的景象，而桐樹亦開出了淡紫色的花朵，散發出陣陣幽香於空氣中，所以說「桐始華」。清明節氣的田野已經很難看到田鼠的蹤影，牠們通通都躲在地下的洞中，反而到處都可見到田鴽鳥在枝頭上鳴叫，所以古人認為「田鼠化為鴽」。隨着天氣轉暖，雨量亦漸漸增多，雨後空氣中水氣含量較高，在陽光的照射下，會出現彩虹，為春天美景再添瑰麗，所以說「虹始見」。

清明的三個花信風候分別為第一候的桐花，第二候的麥花和第三候的柳花。上文提到「桐始華」中的桐花是泡桐（亦稱白桐，與梧桐即青桐不同）樹的花，是玄參科植物。泡桐在春天開花，花瓣呈白色或淡紫色，內有紫色斑點。泡桐在中國的文化和文學中都佔有一席位，古代有關清明時節的政治儀式，祭祖追思和宴樂春遊等活動都與桐花有密切關係。在描述清明節的詩詞中，有不少提到桐花。例如白居易的《桐花》詩云：「春令有常候，清明桐始發。」；他的另一首《寒食江畔》詩亦說：「忽見紫桐花悵望，下邽明日是清明。」；又如辛棄疾的《滿江紅・暮春》詞說：「家住江南，又過了清明寒食。……算年年、落盡刺桐花，寒無力。」這些詩詞都是以「桐花」作為清明、清明節的點題，可見桐花已被視為清明「節日之花」。泡桐花可入藥，有清熱解毒的功效。

研究顯示它有抗菌、抗病毒、舒緩情緒、降壓、止血、抑制癌細胞等功效。清明第二候的麥花，是小麥的花，一個小麥穗可開五至九朵小花，花形細小，呈淡黃色，開花的時間很短，大約五至三十分鐘便凋謝，筆者暫未發現有小麥花入藥的資料。第三候的柳花，即柳樹的花，每年三、四月間開花。柳花可入藥，其味苦，性寒（有說平性），無毒，有祛風、利濕、止血、散瘀的作用。中醫文獻上有一條含柳花之方，用治女性發熱經停（《赤水玄珠》）。

清明節有一首大家都耳熟能詳的詩，就是唐朝詩人杜牧的一首《清明》詩：「清明時節雨紛紛，路上行人欲斷魂，借問酒家何處有，牧童遙指杏花村。」這首詩文字淺白，情景配合，意境深長，所以膾炙人口，傳誦千古，成為清明節幾乎無人不曉的名詩。

說起這首詩，筆者想起一件趣事，是真人真事。話說多年前，筆者與一班朋友閒話家常，大家不期然談到兒女的管教問題。有一位朋友，很無可奈何地談到正讀小學的兒子近日有一篇國文作業，課題是要用白話文把上述的《清明》詩重寫一遍。當朋友看到老師批改了的作業後，頓覺啼笑皆非，我們一班朋友聽後也忍俊不禁。原來她兒子在作業上如此寫道：「清明時節啲雨紛紛落下，路上行人個個都欲斷魂；想問吓邊道有酒家？個牧童猛咁指住果間杏花邨。」其實文字上雖然反映出她兒子對全詩的解釋的確未盡全力，並且使用了過度口語化的廣東話，但仍不失有些生動描述之處，尤其是末句的「牧童猛咁指住果間杏花邨。」想深一層，總比近年一些中學生的表現好得多，例如筆者看過一條中國歷史的簡答題，題目是：「唐太宗最偉大的功績是甚麼？」答案竟然是：「發明唐太宗活絡油。」死未！再說回這首詩的情意，應該是描述清明節當天的情景，天下着毛毛細雨，路上前往掃墓的人們神色哀傷，這兩者配合，營造出清明節特有的節日氣氛，刻畫出掃墓思親的愁懷。掃墓後人們想找客店或酒家用膳，趁機與同行親人借膳消愁，也是清明節幾乎不可或缺的環節。猶記小時父親帶我和弟妹們往掃墓，事後定必在附近找個地方，或草地，或涼亭等，把帶來拜祭過先人的食物拿出來分吃。現今父母不在，我仍與弟妹們每逢清明掃墓後，都重複着一樣的情節，相信大部份清明掃墓的人士也不例外，未知這是否「牧童遙指杏花村」的延伸呢？其實在享用拜祭後的食物之餘，心中想起已去世的父母和當年掃墓的情景，真有點百感交集！

清明時節開始了暮春節氣，這時氣候穩定回暖，春風拂面，吹綠了鄉郊原野。人體與自然界相配合，所以血流循環加快，肌膚舒展，五臟六腑活動的節奏也相對加快，因而此刻的養生之道，重在發散陽氣，不宜收斂；盡量疏洩肝氣（肝應春），把體內的病理產物、毒素和鬱結的情緒排出和舒發（即所謂排毒和疏肝）。另一方面，由於自然界陽氣漸盛，因而不應過於溫補，以免容易上火，或令內熱壅盛而引起頭痛、頭昏、煩熱等症狀。古人還說：「春不食肝」，是因為清明時節，肝臟仍處於極其旺盛的狀態，所以不應以肝補肝，或過度補肝。

此外，清明時節期間，雨水較多致濕氣偏重。濕邪致病，一般會令人覺得身重疼痛，關節屈伸不利，食慾下降，胸腹脹悶，腹瀉便溏，倦怠乏力等，這些都是濕邪致病的特點，最易損傷脾胃功能。這時養生重點之一便是健脾去濕，應少吃生冷寒涼食物，多吃健脾去濕之品，例如扁豆、生薏米、茯苓、白朮、山藥、芡實、北耆、參類藥材，和大部份甘味食材如大部份穀物類、新鮮蔬果、果仁、豆類、豬、牛、雞、魚等。

前文提到唐詩描述清明節掃墓的情景，不期然想到清明節祭祖掃墓這一習俗的起源。古籍記載最初古人「墓而不墳」，即是只挖墓坑，不築墳丘。後來漸漸墓而且墳，

田艾粿

材料：鮮田艾（又稱佛耳草、鼠曲草）的嫩尖100克、白蘿蔔半個、蝦米50克、冬菇50克、糯米粉200克、竹葉數片。

製法：材料洗淨，白蘿蔔削皮切丁粒，冬菇浸軟，與蝦米一同切碎，以上材料用調味料拌勻，竹葉浸軟後剪成方塊。田艾汆水除去澀味，加水用攪拌機攪碎成茸，用大盤將田艾及糯米粉搓成麵糰，再分成小份，將餡料放入包好，放捏好的田艾粿在竹葉上，用中火蒸15分鐘即成。

功效：田艾草是收割完稻穀後再在田野裏生長出來的一種野草，它不是中醫艾灸用的那種艾蒿或艾草，只不過大家同屬於菊科，同樣有香氣，但艾蒿苦，不能作食材。田艾性溫，有祛濕、暖胃、清腸等功效。春寒料峭之天氣宜食，人們在清明時用之製「艾粿」或「清明果」，所以又叫「清明菜」；白蘿蔔性涼，能清熱化痰，益胃消食，與田艾相配可制約其溫性；糯米能補益中氣，健脾養胃。諸食材相配有祛濕益胃、補益中氣功效。

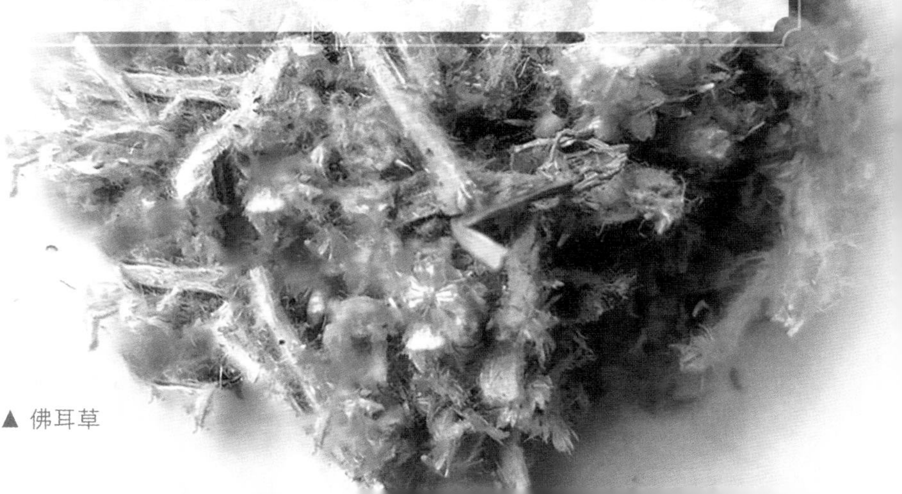

▲ 佛耳草

於是便有了祭掃的目標。到了西周，墓葬之風盛行，《周禮・春宮・冢人》云：「凡祭墓，為尸。」「尸」指神主，意即設立神主牌位。後來浙江紹興人在墳堆左側立一塊刻有「后土之神」的石塊，祈求土地山神保佑死者的親人。到清明拜祭時，先拜後土石及左右鄰墓，最後才祭先人，現今掃墓仍見有人焚香先拜后土，再拜先人，不知是否沿於此？戰國時期《孟子》一書曾提及有齊國人常到墳頭乞討祭餘的食物，反映當時掃墓之風盛行。到了秦、漢時期，每逢初一、十五和二十四節氣的交節日都要到墳墓上祭奠，稱為「上飯」。有些地方，人們掃墓主要在寒食節和寒衣節（農曆十月初一）進行。到唐朝全國才規範寒食節上墓祭掃，唐明皇開元二十年（七三二年）朝廷下了一道聖旨：「寒食上墳，禮經無文，近世相傳，浸以成俗，應該允許，使之永為常式。」從此廢除了其他時節墓祭的習俗，只剩寒食節上墳。由於寒食節與清明節很接近，而清明節又是歷來「上飯」之日，所以寒食節和清明節合稱為「拜掃節日」。據記載，唐代朝廷於拜掃節日讓官員放假以便回鄉掃墓。宋《夢粱錄》記載：「官員士庶俱出郊省墓，以盡思時之敬。」從而強化了中華民族慎終追遠的孝親傳統。到了宋代，民間流行焚燒紙錢祭奠先人的風俗，但由於寒食節禁火，人們就只能在清明節燒「金銀衣紙」，逐漸寒食節掃墓的習俗便被清明節取代了，人們並攜帶酒食果品等到墓地，供奉親人，焚燒紙錢後，再打掃墳墓，鋪上新土，或插幾枝新嫩柳枝在墳上，最後奠酒叩首拜祭。到了民國初年，政府清明節定為插柳節，植樹節，這風俗至今仍在民間流行。

上文曾提過寒食節，是一個古老的節日，它有着源遠流長的文化背景，亦有一個關於一位忠臣傲骨的傳説故事。寒食節是在冬至後一百零五日（所以又稱百五節），清明節前一、二日，可以説寒食節是仲春之末，清明節是暮春之始。寒食節期間，全國上下禁煙火，只吃冷食。《周禮》云：「仲春以木鐸修火禁於國中。」上古之人崇拜火神、星宿，每年春天當心宿二（大火星）在東方出現時，便認為是新一年的開始，因此要禁止陽火出現，表示舊的一年已經過去，然後重新鑽火生新火，稱為改火，表示新的一年開始，以此配合天人合一的概念。後來，鑽木取火被淘汰，但禁止生火和吃冷食的做法相沿成俗，便形成了後世的「禁火節」或「寒食節」。

寒食節的起源也有傳説是為了紀念春秋時晉國的大夫介之（子）推的事蹟。據史籍記載，春秋時間，晉國公子重耳流亡他國避亂達十九年，身邊大臣介之推始終追隨左右，對他不離不棄，甚至在重耳飢餓缺乏糧食時自己「割股啖君」，而不讓重耳捱餓。

後來重耳復國，勵精圖治，成為一代明君晉文公。他登位後分封群臣，而介之推卻不求利祿，帶着母親歸隱綿山（亦有說是晉文公分封群臣時漏了介之推）。晉文公得知，親身到綿山想邀他下山受封，但介之推去意已決，不肯下山，晉文公為了迫他出山相見，於清明前夕放火燒山。豈料介之推寧願背着母親，抱着一棵大柳樹焚身而亡，並留下一首血詩，中有「割肉奉君盡丹心，但願主公常清明。」的詩句。晉文公感其貞忠，把他葬於綿山，並把綿山封給他，稱為「介山」，修祠立廟，並下令國人於介之推被火燒死之日不准生火煮食（有說是一個月內），只吃冷食。從此，清明節前夕便有了寒食節。

北宋詩人黃庭堅有一首《清明》詩：「佳節清明桃李笑，野田荒塚只生愁；雷驚天地龍蛇蟄，雨足郊原草木柔。人乞祭餘驕妾婦，士甘焚死不公侯。賢愚千載知誰是，滿眼蓬蒿共一坵。」「士甘焚死不公侯」就是讚頌介之推的。

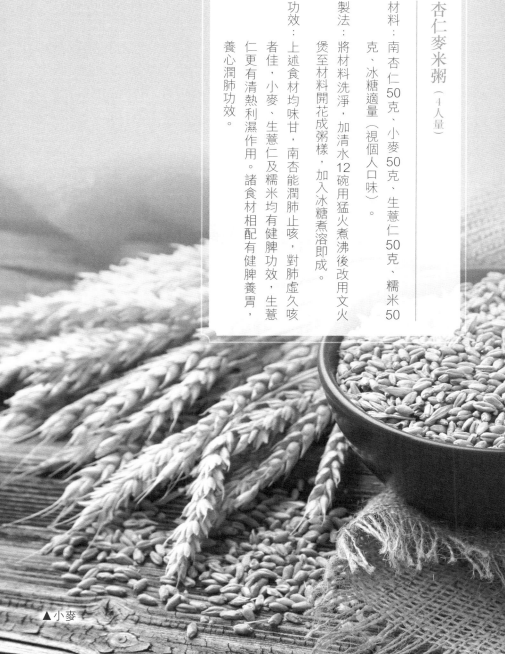

杏仁麥米粥（4人量）

材料：南杏仁50克、小麥50克、生薏仁50克、糯米50克、冰糖適量（視個人口味）。

製法：將材料洗淨，加清水12碗用猛火煮沸後改用文火煲至材料開花成粥樣，加入冰糖煮溶即成。

功效：上述食材均味甘，南杏能潤肺止咳，對肺虛久咳者佳，小麥、生薏仁及糯米均有健脾功效，生薏仁更有清熱利濕作用。諸食材相配有健脾養胃，養心潤肺功效。

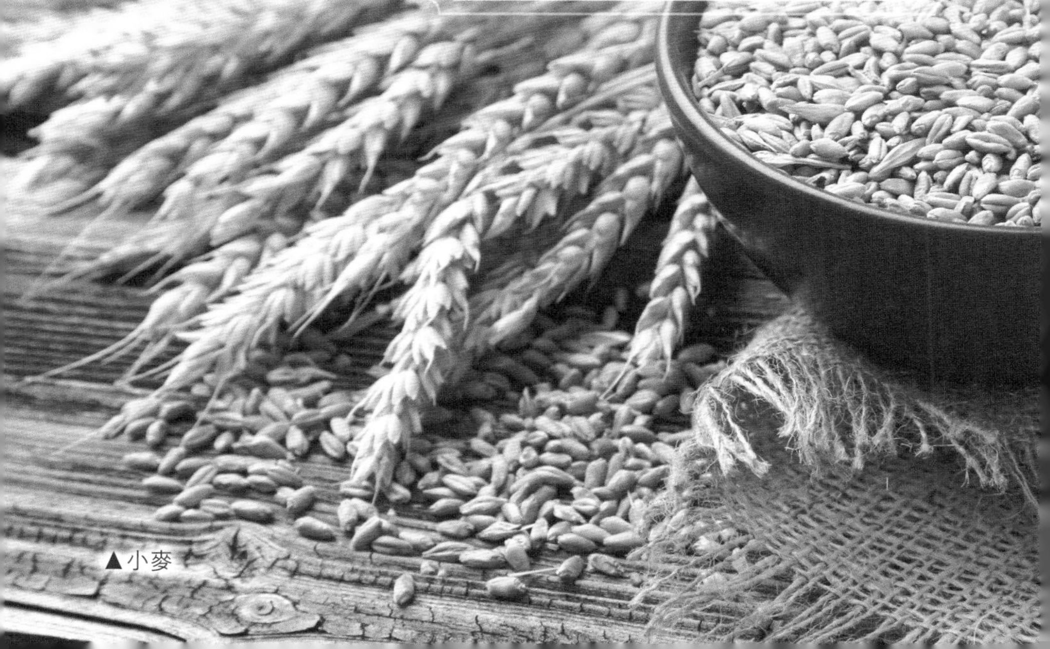

▲小麥

穀雨

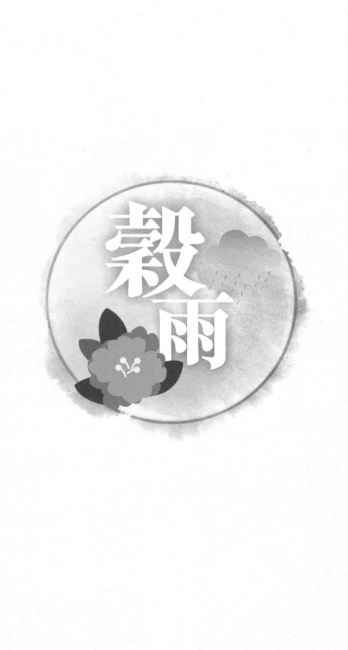

每年新曆的四月十九、廿或廿一日，當太陽移行至黃經30度時，便是每年的第六個節氣，亦是春季最後一個節氣——穀雨，即「雨生百穀」的意思。今年的穀雨由新曆四月二十日開始至五月五日止，共十六日。《通緯・孝經援神契》云：「清明後十五日，斗指辰，為穀雨，三月中，言雨生百穀清淨明潔也。」這便是穀雨的起源。清明過後的穀雨時節，天氣越來越暖，雨水亦漸漸增多，對穀類作物的生長非常有利，正是播種移苗、種瓜種豆的最佳時機，「穀雨」亦因而得名。《群芳譜》亦云：「穀雨，穀得雨而生也。」《月令・七十二候集解》亦說：「三月中，自雨水後，土膏脈動，今又雨其穀於水也。……蓋穀以此時播種，自上而下也。」

穀雨的三個候應分別為第一候的「萍始生」、第二候的「鳴鳩拂其羽」和第三候的「戴勝降於桑」。穀雨時節，除了雨量增加有利農作播種外，浮萍也在水面上生長飄浮，所以「萍始生」成為第一候應。第二候的斑鳩（即布穀鳥）經常在田野間鳴叫，並不時用嘴梳理自己身上的羽毛，好像是提醒人們要開始播種了，不要耽誤農耕。第三候的戴勝鳥（又名雞冠鳥）飛到桑樹上停下來，顯示這時正是採桑養蠶的忙碌日子。

穀雨節氣的花信風候分別為一候牡丹、二候荼蘼、三候楝花。穀雨前後正是牡丹花盛開的時節，因此被稱為「穀雨花」，民間有「穀雨三朝看牡丹」之說，而中國各地於穀雨期間也舉行盛大的牡丹花會。牡丹花美態不用多說，它被形容為富貴端莊、雍容華貴的化身，因而被譽為「花中之王」，有「國色天香」之美譽，成為富貴、吉祥和繁榮的象徵。除了可供觀賞外，牡丹花亦可入藥，其味苦淡，性平無毒，有調經活血的功效，可治婦女月經不調、痛經；此外，牡丹皮也是一味重要中藥。穀雨的第二候花信風是荼蘼，是薔薇科植物，花瓣大多白色，有香氣，有很高的觀賞價值，古代不少詩歌吟詠荼蘼花，宋・王琪的《春暮遊小園》詩云：「一從梅粉褪殘妝，塗抹新紅上海棠；開到荼蘼花事了，絲絲天棘出莓牆。」詩中一句「開到荼蘼花事了」就是成語「開到荼蘼」的出處。荼蘼花的花期較遲，它開花時亦已是春天花季晚期，雖然二十四番花信風最後的花是楝花，但荼蘼花凋謝後一年的花季便過去了，無新的花再開，寓意事情已到了尾聲，令人有遺憾、無可奈何，甚至傷感的感覺。荼蘼花雖可入藥，但臨床上並不常用，反而它是很好的蜜源，也可用來提煉香精油。楝花是楝科植物川楝或苦楝的花，花形細小，花瓣淡紫色，氣味芳香。王安石有一首《鍾山晚步》詩讚詠楝花：「小雨輕風落楝花，細紅如雪點平沙。槿籬竹屋江村路，時見宜城賣酒家。」這首詩描述初夏鄉村的恬淡情景，寫出楝花被風吹落，如雪花飄落地上的優雅姿態。楝花的花期正值農曆春去夏來之際，是二十四番花信風最後一花，宋·何夢桂的《再和昭德孫燕子韻》詩中有句云：「處處社時茅屋雨，年年春後楝花風。」說明楝花一開，春天便完結，夏天快到了。楝花本身未見入藥，但楝花的種子名「金鈴子」，以四川產者藥效最佳，故又稱「川楝子」。其味苦、性寒，有小毒，能行氣止痛和殺蟲療癬，可治胃痛、疝氣痛、痛經、蟲積、頭癬等。

穀雨的由來，亦有一個傳說故事，與上古的造字鼻祖倉頡有關。根據《淮南子》的記載，大約四千年前，軒轅黃帝冊封倉頡為左史官。倉頡接任後，發明了結繩記事，黃

柔肝健脾茶（1人量）

材料：杭菊花5克、黨參10克、麥芽10克、枸杞子5克。

製法：材料略沖洗，先將黨參及麥芽加清水3碗煎30分鐘，濾出汁液，將熱汁液焗菊花及杞子10分鐘即成。

功效：杭菊平肝明目，枸杞子益精明目，黨參益氣健脾，麥芽舒肝健胃；諸藥相配能柔肝明目，益氣健脾。

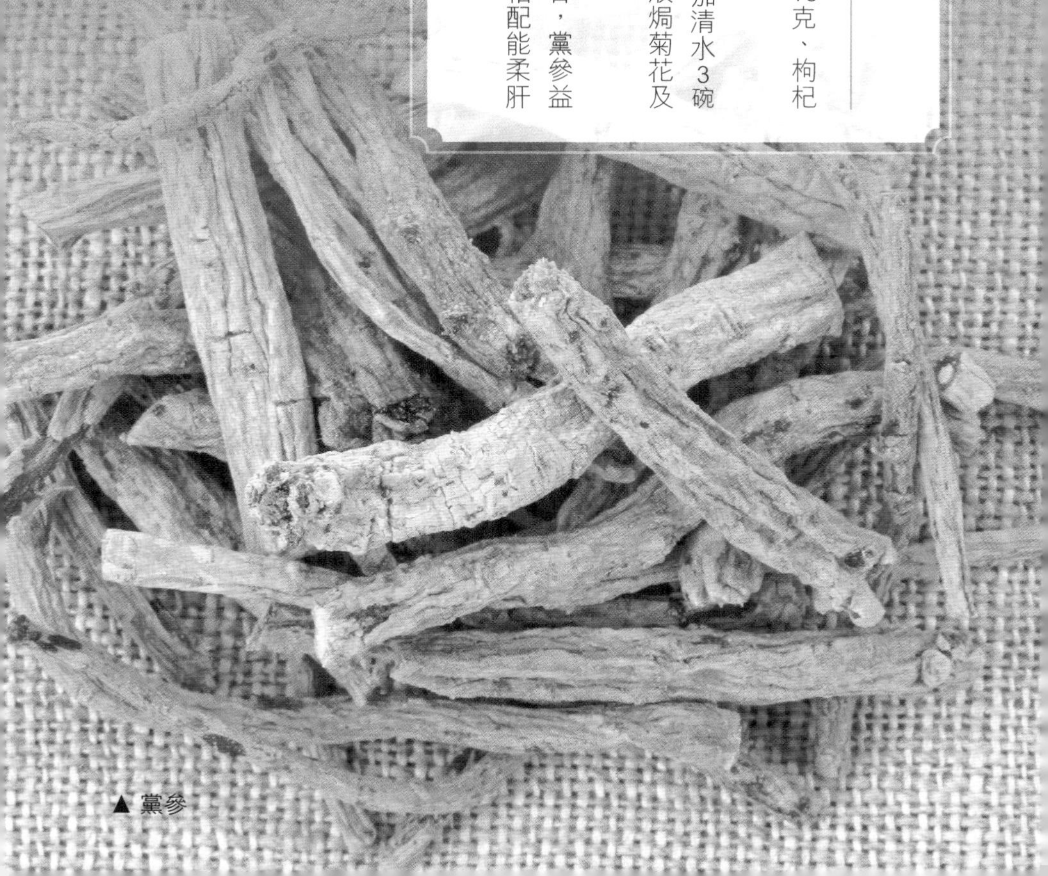

▲黨參

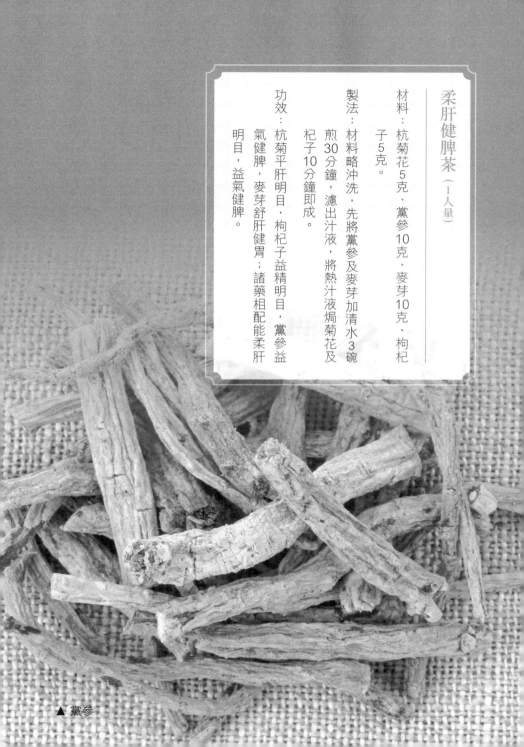

帝大為讚賞。後來結繩記事的方法日趨落後，倉頡亦耿耿於懷。有一次，他跟隨一個獵人到山野打獵，獵人跟隨着地上留下的各種野獸的腳印，追蹤野獸的去向和蹤跡。倉頡因而受到啟發，心想一個足印竟可代表一隻野獸和牠的去向，即是可以用不同的印記代表不同的事物。於是他毅然離家，登山涉水，走遍天下，把所見所聞按其特徵表示出來。他依類象形，用樹枝畫圖，創造了文字。當其時天下大旱，莊稼失收，民不聊生，但倉頡造字的誠意和功勞，感動了玉皇大帝，下令天兵天將打開天宮糧倉，下了一場穀子雨，救活萬民。倉頡死後，人們為了紀念他，把祭祀他的日子定在下穀雨的那天，也就是現在的「穀雨節」。

小貼士（麻疹湯水）

黃梅春雨時節，病原體快速滋生繁殖，容易引起傳染病，例如麻疹之類，於此介紹一條有助防治麻疹的湯水。

竹蔗茅根馬蹄飲（1人量）

材料：竹蔗60克、白茅根30克、馬蹄60克、紅蘿蔔1個。（小兒用量減半）

製法：將材料洗淨，竹蔗連皮去節，馬蹄去皮，紅蘿蔔去皮切塊，加水8碗煎1小時，代茶飲用。

功效：清熱解毒，生津，涼血。如欲透疹，可加鮮芫荽10克。

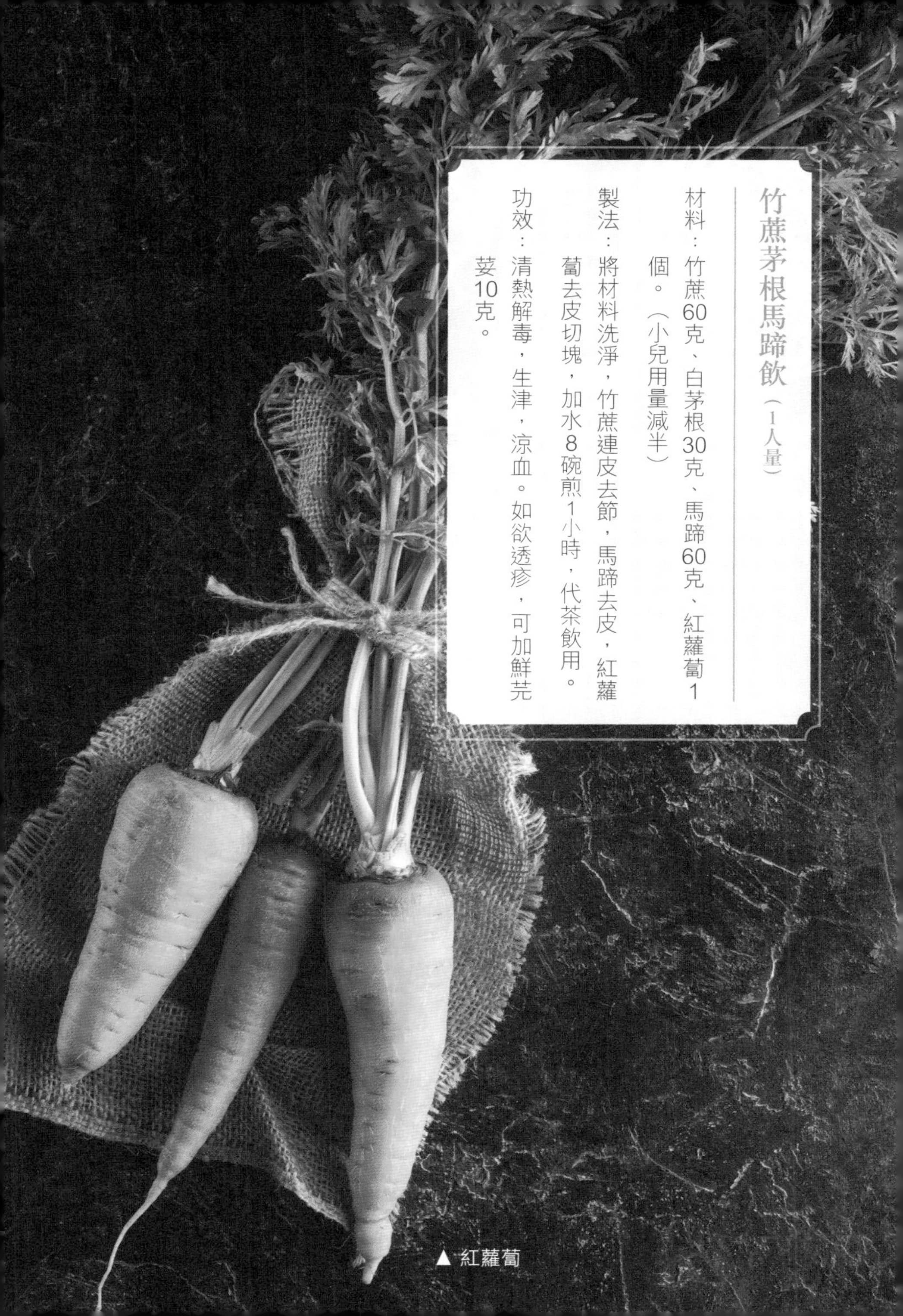

▲紅蘿蔔

穀雨時節，正值暮春三月，江南草長之際，再過不久，夏天便要來臨。春夏交接期間，降雨增多，空氣潮濕、溫暖，俗語説：「春困秋乏夏打盹，睡不醒的冬三月。」穀雨時節，正正是春困惱人的日子。春風挾着潮濕的水氣，輕輕吹拂時，正值人體的陽氣開始趨於體表，向外升發，春風使人體的皮膚腠理逐漸舒展，外周的循環系統逐漸增加開放，令肌表的血液供應增多；與此同時，流入大腦的血液相對減少，結果中樞神經系統的功能出現相對輕微低下的狀態，就好像服食了輕度鎮靜、安眠的藥物，身體感到倦怠困乏，昏昏欲睡，此即所謂「春困」。（節錄自筆者的《養生秘笈》）春困的另一個情況是午後困，尤其是吃午飯後，會特別易累，輕則呵欠頻仍，重則眼皮下墜，奄奄欲睡，即所謂「飯氣攻心」。要克服春困，早上醒來在床上稍為活動舒展後便要起床，不要賴床，盡量爭取到戶外舒展筋骨，鍛煉身體，調暢情志。

穀雨時節，保健養生的另一原則仍然是柔肝健脾。肝屬木，脾屬土，肝木過旺則克制脾土，影響消化和吸收功能；柔肝方面，特別要注意肝氣的疏洩通達，調控情緒，避免出現肝火過盛，預防肝陽上亢（會引發血壓升高）。飲食方面，疏肝之品可考慮夏枯草、菊花、玫瑰花、茉莉花等，而健脾益氣的藥食材料多為甘味之品，如穀物類、豬、牛、雞、魚等肉類、豆類、蔬果等，總之符合均衡飲食的原則便可。

穀雨時節在山東、山西、陝西一帶，民間流行禁五毒，殺五毒的習俗。所謂五毒，根據清・呂種玉《言鯖・穀雨五毒》一書記載：「古者青齊風俗，於穀雨日畫五毒符，圖蝎子、蜈蚣、蛇虺、蜂、蜮之狀，各畫一針刺，宣布家戶貼之，以禳蟲毒。」相信是穀雨時節天氣潮濕溫暖，害蟲容易滋生，所以要殺害蟲以保護農作物和人的身體健康。在山西臨汾一帶，人們在穀雨日一早便把一張張天師禁蝎符貼於大門上，期除蟲害。禁蝎符紙上有一隻大雄雞，用爪抓着一隻大蝎子，雞喙則咬着蝎子另一端，符咒上寫着：「穀雨三月中，蝎子逞威風。神雞叼一嘴，毒蟲化為水。」

原來民間早有雄雞治蝎的說法，《西遊記》第五十五回記述唐三藏四師徒剛闖過西梁女兒國，豈料又遇上一隻蝎子精，把唐三藏擄走，想獨佔唐僧。孫悟空趕往營救，卻不敵蝎子精，被其毒螫扎傷了頭而敗走，後來連同豬八戒再戰也被打敗；甚至觀音大士前來，也自言無力收伏妖精，卻吩咐孫悟空去東天門邀請昴日星官出馬，方能降魔。原來這位星官是一隻雙冠子大公雞，昂起頭來約有六七尺高。他囑咐孫悟空、豬八戒再戰蝎子精，詐作敗走，引之來到大公雞所在的山坡。大公雞對着妖怪叫了一聲，那妖怪即時就現了本像；大公雞再叫一聲，妖怪渾身酥軟，死在坡前，唐僧得以脱險。

其實蝎子有藥用價值，是中醫的平肝息風藥，其味辛性平，有毒；有息風止痙、通絡止痛和攻毒散結的功效，主要用於治療高血壓、高熱抽搐、卒中後遺症、失眠、瘡瘍腫毒，包括癌症。臨床上有一條蝎子湯，每次用三十隻或以上的蝎子煲果皮瘦肉湯，對末期肺癌似有良效，相信是取其以毒攻毒的特點。服用蝎子湯期間有一點有趣之處，就是戒食雞，未知是否因二者是天敵之故。至於蝎子湯及避食雞真正的科學原理，仍待探求。

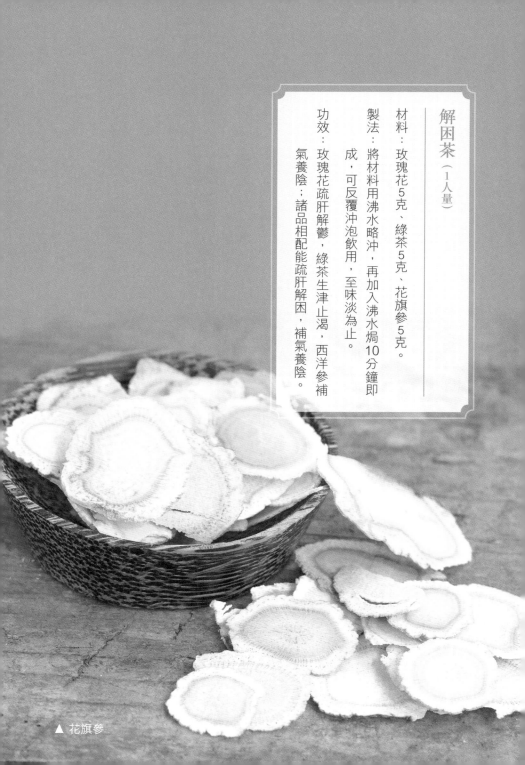

解困茶（1人量）

材料：玫瑰花5克、綠茶5克、花旗參5克。

製法：將材料用沸水略沖，再加入沸水焗10分鐘即成，可反覆沖泡飲用，至味淡為止。

功效：玫瑰花疏肝解鬱，綠茶生津止渴，西洋參補氣養陰；諸品相配能疏肝解困，補氣養陰。

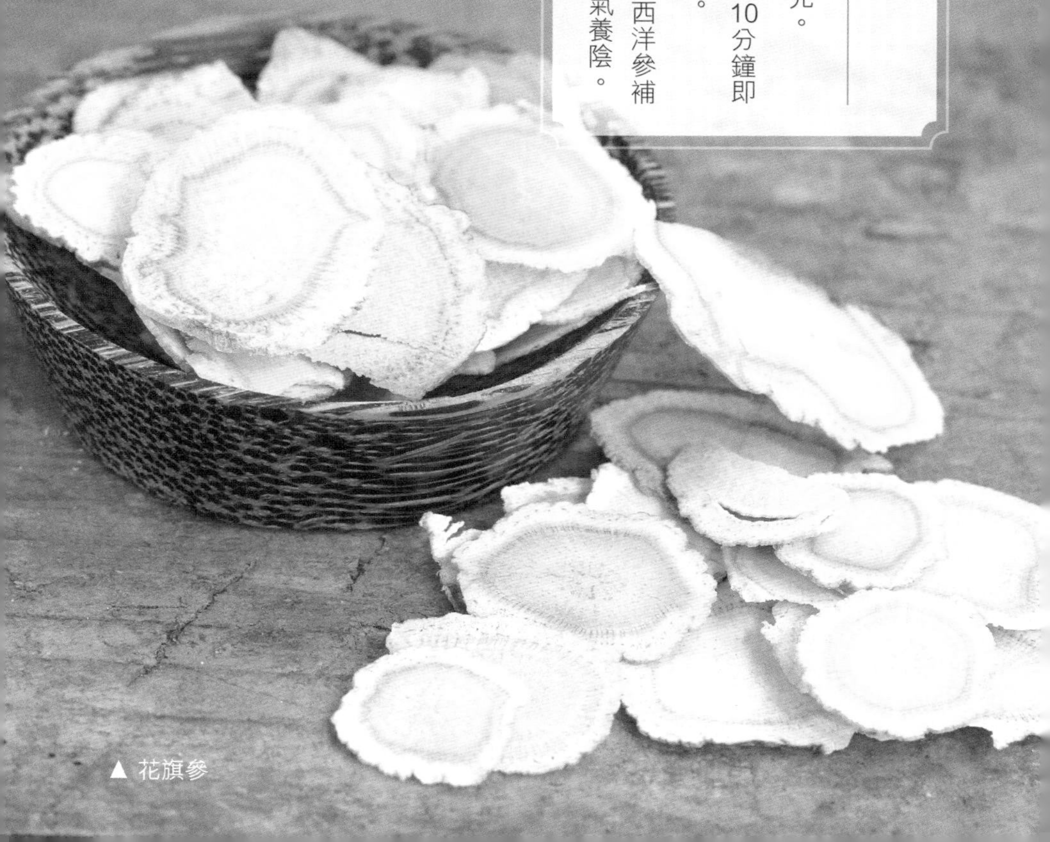

▲ 花旗參

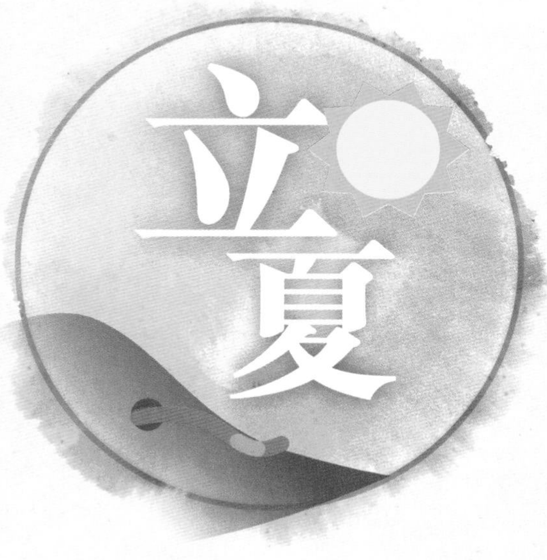
立夏

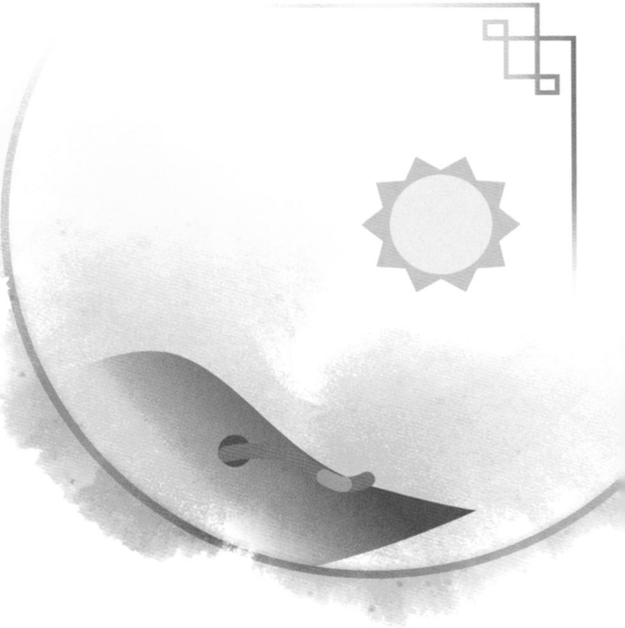

每年新曆五月五、六或七日，當太陽移行至黃經45度時，便是立夏交節日。今年的立夏節氣由新曆五月六日開始，至五月二十日止，一共十五天。立夏與立春、立秋、立冬同樣是標誌四季開始的日子，而立夏交節日便是夏天開始的第一天。《月令・七十二候集解》云：「立夏四月節。立字解見春、夏，假也。物至此時皆假大也。」立夏表示告別春天，迎來夏天，此時氣溫明顯升高，炎暑將至，雷雨增多，植物生長旺盛，春天播種的農作物至此時皆長大了，故曰立夏。

立夏的三個候應分別為第一候的「螻蟈鳴」、第二候的「蚯蚓出」和第三候的「王瓜生」。第一候中的螻蟈，又名土狗，是種害蟲，活於土穴中，好夜出。立夏一到，田野間就會聽到螻蟈的鳴叫聲。此時農作物開始生長繁茂，最忌螻蟈等害蟲，因此古人把「螻蟈鳴」列為立夏第一候應，提醒從事農耕的人們要小心防治害蟲。第二候應中的蚯蚓，也是在地下泥土中生活，由於此時地下溫度持續上升，牠們都從地下爬出地面。第三候的王瓜，又叫土瓜，很粗生，在原野、田宅及牆垣都可生長。立夏時土瓜已長大成熟，人們可以採集食用。

古人非常重視立夏，從文獻記載可見一斑。《禮記・月令》記載皇帝在立夏交節日當天必定親率文武百官到南郊迎夏祭祀。《資治通鑒》云：「漢明帝永平二年，是歲，初迎氣於五郊。」《續漢書》記載：「迎氣，五郊之兆……立夏之日，迎夏於南郊，祭赤帝祝融，車服皆赤，歌朱明，舞如迎春。」說明皇帝到南郊祭祀的是火神祝融，南方就是火的方位。祝融的身份有不同說法，《史記・楚世家》云：「重黎為帝嚳高辛居火正，甚有功，能光融天下，帝嚳命曰祝融。」《呂氏春秋・四月》曰：「其帝炎帝，其神祝融。」在中國古代的神話傳說中，女媧之後很長的一段日子，又出現了另一位偉大領袖炎帝。關於炎帝，有學者考證認為炎帝族系分為列山氏和連山氏兩大系列，而列山氏第七代領袖名叫榆罔，亦即炎帝神農。炎帝和他的玄孫火神祝融共同管治南方大地，他教人民種植五穀蔬果，又命太陽發光發熱，照耀大地萬物，所以被人遵為「神農」。炎帝不僅教民務農，同時也是中藥之父，他親嚐百草以辨識藥性，發明中醫藥，以救活子民。傳說他嚐百草期間，曾在一天當中中毒七十次。但有一次，他嚐到一種劇毒的斷腸草，來不及救治便離世。史家認為歷代皇帝於立夏往南郊祭祀火神祝融，實際上是紀念祝融的曾祖父炎帝神農。

立夏標示着夏天的來臨，在保健養生方面，要順應春夏養陽的原則，尤其是夏季陽盛於外，人體亦應注意護養陽氣，重點在於養「長」（即生長的長）。《黃帝內經》提出了夏季的養生原則和具體方法：「夏三月，此謂蕃秀；天地氣交，萬物華實，夜卧早起，無厭於日，使志無怒，使華英成秀，使氣得洩，若所愛在外。此夏氣之應，養長之道也。」意思是夏季的三個月萬物生長繁茂，由於天地二氣相交，自然界生物都開花結果，人們應晚睡早起（古時農業社會，如晚睡也可能比現今的人早就寢。），不要厭惡夏日的炎熱，要保持心情舒暢，不要急躁惱怒；要像植物一樣盛放開花，使陽氣得以向外散發。如此則能順應夏氣，達到養長的目的。

有句話說：「四時唯夏難調理」，特別是情志方面。夏日屬火，與心相應；心色赤

健胃茶（1人量）

材料：山楂5克、生薑2片、麥冬5克、紅棗2粒（去核）。

製法：將材料略沖洗，以2碗水煎10分鐘即成。

功效：山楂消滯化積，生薑溫胃止嘔，麥冬養胃生津，紅棗補中益氣；諸品相配能健胃消滯，生津益氣。

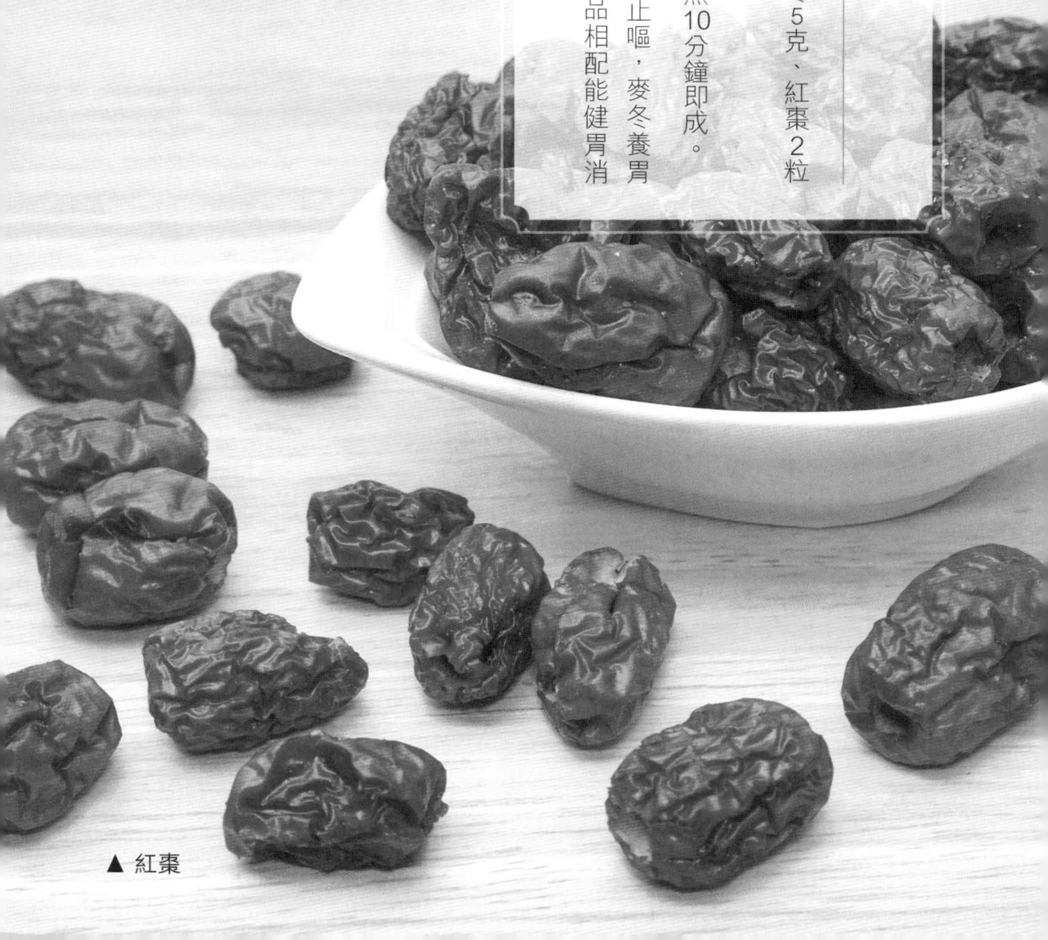

▲ 紅棗

亦屬火，所以心氣與夏氣相通。《黃帝內經》云：「南方生熱，熱生火。」亦有所謂「暑易傷氣」，因此心火在夏季最為旺盛，天氣炎熱，令人容易煩躁易怒，所以要特別重視心神的調養。凡事要平心靜氣，自然有「心靜自然涼」的效果。此外，夏日暑氣當令，人體腠理毛孔開洩，容易出汗。中醫認為「汗為心之液」，出汗過多，會耗損心氣，即暑易傷氣，所以暑夏的養生重點是防「熱」護「心」。

在飲食方面，入夏心火漸旺，心火過旺則剋肺金，孫思邈云：「夏七十二日，省苦增辛。以養肺氣。」苦味入心，味苦之品能動心氣而剋制肺氣，故不宜多食，尤其是肺氣弱者，張仲景更有「夏不食心」之說，以免心火過旺。夏日炎熱，容易出汗，流失水份及電解質較多，特別是鈉鹽。要控制流失，宜多食酸味之物，如酸梅湯、檸檬水等，亦可多食消暑食品如西瓜、綠豆、苦瓜、荷葉等；但不宜過度進食生冷之品，以免脾胃受損。《頤身集》云：「夏季心旺腎衰，雖大熱不宜吃冷淘冰雪、蜜水、涼粉、冷粥。飽腹受寒，必起霍亂。」（霍亂泛指腸胃炎引起之吐瀉）。炎炎夏日，消化功能相對較弱，飲食更宜清淡，不宜多食肥甘厚味，以免加重脾胃負擔。

立夏節氣有不少民間風俗，在蘇杭、浙江等地方，最流行的風俗是「稱人」。清·

《蘇州府志》記載：「立夏日……以大稱衡人而記其輕重。」《江鄉節物詞・小序》亦云：「杭俗，立夏日，懸大稱，男婦皆稱之，以試一年之肥瘠。」據說立夏交節日當天稱了體重後，便不會再怕夏日炎熱，不會消瘦，災病亦會遠離。原來這個習俗的起源與三國時劉備的兒子阿斗有關。

相傳在三國時期，諸葛亮七擒七縱孟獲，平定西南大後方，孟獲亦歸順蜀國。可惜其後諸葛亮六出祁山伐魏不成功，出師未捷身先死，臨終時囑咐孟獲每年要到蜀國探望阿斗一次，而諸葛亮授意之日，正是「立夏交節日」。諸葛亮死後，每年夏至日孟獲必來蜀國探望阿斗。多年後，司馬昭滅蜀，擄走阿斗留在洛陽，並厚待他，令他「樂不思蜀」。重情義的孟獲，未忘諸葛亮託付，每年的立夏日都到洛陽探望阿斗，並向魏帝司馬炎表示，如果阿斗受虧待，他會起兵作亂，司馬炎不欲戰禍再起，答應了孟獲。孟獲為了確保阿斗不受虧待，每年見到阿斗時，都用稱稱他的體重，保證他不會消瘦。但司馬炎更聰明，他安排下人每到夏至日便用豌豆煮糯米飯給阿斗吃，阿斗亦吃得津津有味，於是到上稱時，體重有升無減，而孟獲亦覺安心。「稱人」之風自此在蘇杭、江浙一帶留存下來。

小貼士

每年新曆五月的第二個週日（一般是五月八到十四日之間），就是母親節。外國人於母親節流行送康乃馨；作為中華兒女，我們可以考慮改送中國文化推崇的母親花——萱草。古人稱萱草為「忘憂花」，認為它有舒解憂鬱的功效。唐・孟郊有詩云：「萱草生堂階，游子行天涯；慈母倚堂門，不見萱草花。」道出慈母思念游子的情懷。孟郊另一首傳誦千古的詩《游子吟》：「慈母手中線，游子身上衣。臨行密密縫，意恐遲遲歸。誰言寸草心，報得三春暉。」一般認為詩中所說的「寸草」就是萱草。萱草在春天出葉，經過三春（即孟春、仲春、季春）的陽光照耀，在初夏燦爛地開花，孟郊借此比喻母愛的偉大。

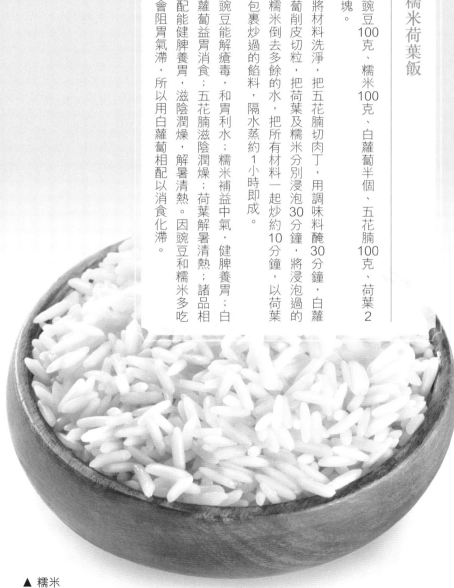

豌豆糯米荷葉飯

材料：豌豆100克、糯米100克、白蘿蔔半個、五花腩100克、荷葉2塊。

製法：將材料洗淨，把五花腩切肉丁，用調味料醃30分鐘，白蘿蔔削皮切粒，把荷葉及糯米分別浸泡30分鐘，將浸泡過的糯米倒去多餘的水，把所有材料一起炒約10分鐘，以荷葉包裹炒過的餡料，隔水蒸約1小時即成。

功效：豌豆能解瘡毒，和胃利水；糯米補益中氣，健脾養胃；白蘿蔔益胃消食；五花腩滋陰潤燥；荷葉解暑清熱；諸品相配能健脾養胃，滋陰潤燥，解暑清熱。因豌豆和糯米多吃會阻胃氣滯，所以用白蘿蔔相配以消食化滯。

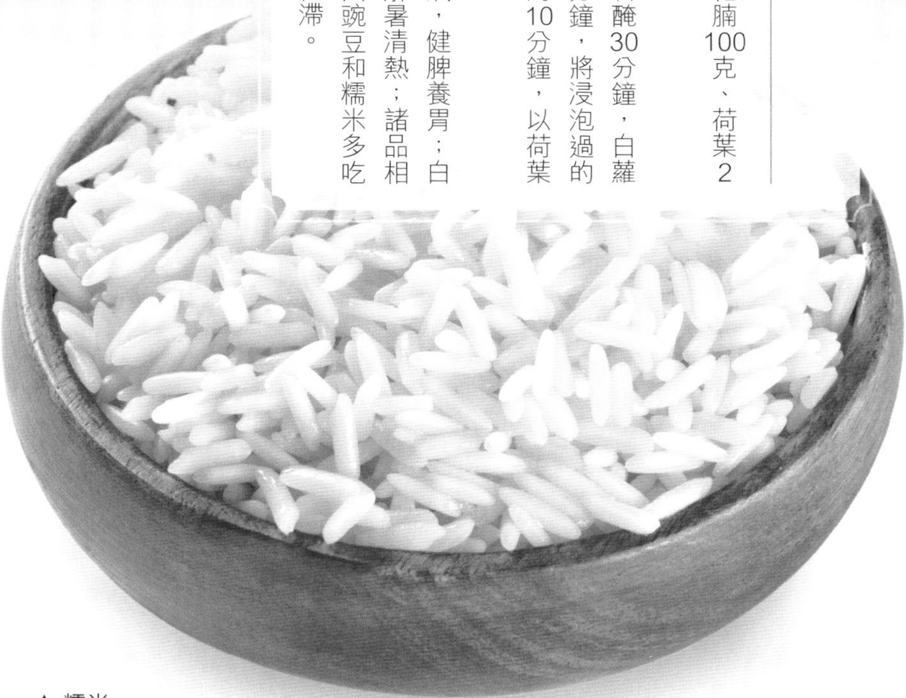

▲ 糯米

小滿

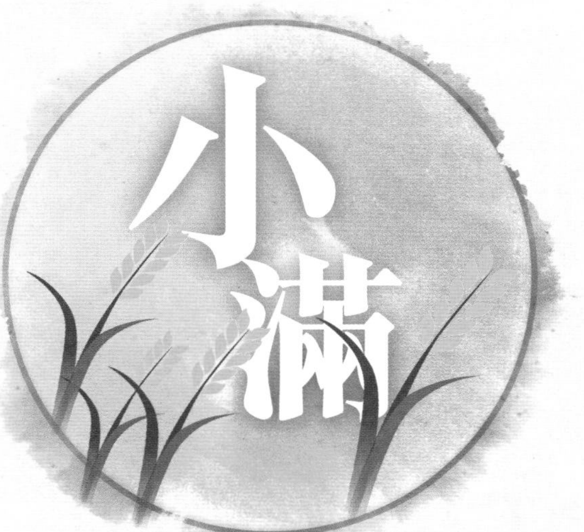

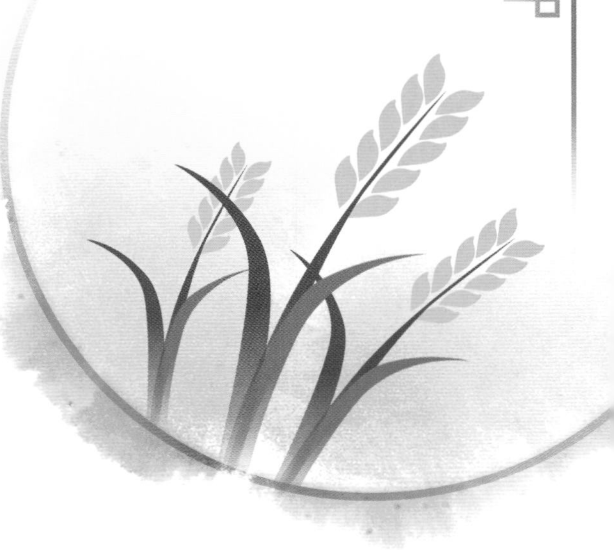

每年新曆五月廿到廿二日間，當太陽移行至黃經60度時，便是小滿交節日。今年的小滿節氣由五月廿一日開始至六月五日止。《月令·七十二候集解》云：「四月中，小滿者，物至於此，小得盈滿。」指出於夏天成熟的農作物此時種籽粒開始灌漿，逐漸飽滿，但尚未完全成熟，所以只是小滿，還未達至完全飽滿階段。

小滿的三個候應分列為一候「苦菜秀」、二候「靡草死」和三候的「麥秋至」。第一候中的苦菜，又稱苦馬菜、苦苣、天香菜等，有點像油麥菜，但卻不是油麥菜。苦菜是菊科植物苦苣菜的全草，可供食用，又可入藥。因有炎夏之氣，已經枝葉繁茂，苦味生成，而且開始成熟結籽。第二候中的靡草的生長規律與一般植物不同，它性喜陰，一到小滿節氣，因陽熱熾盛，溫度較高，在猛烈陽光照射下，很快便枯死。三候中的麥子，至此時已經開始成熟。穀物的成長期，以其初生為春，熟為秋。農曆四月為麥熟季節，所以《月令章句》有云：「麥以孟夏為秋」，亦即「麥秋至」，說明小麥開始成熟了。

小滿節氣期間，江浙一帶有一個「祈蠶節」，祭祀蠶神，相傳小滿交節日就是蠶神的誕辰。中國南方（尤其是江浙一帶）盛行養蠶取絲作為紡織的材料，而人們信奉蠶神是軒轅黃帝的妻子嫘祖娘娘，而嫘祖的生平，有一段不平凡的經歷。相傳遠古時期在西陵（四川省）嫘村的一戶人家，兩老年邁體弱多病，但有一位年屆十四、五歲，美麗而善良的女兒。她每天到山野採摘野果給雙親果腹，但漸漸可以進食的野果都給她採摘得七七八八，很難再找到食物侍奉雙親。有一次她擔心得靠在一棵大桑樹上哭起來，淒婉哭聲傳到天庭，感動了玉皇大帝。他立即下旨把罪仙馬頭娘打下凡間，變成一條食桑葉會吐絲的天蟲。天蟲見姑娘仍在哭泣，便刻意把桑樹的成熟果子（桑椹）落到她的嘴邊，讓姑娘嚐到酸甜的桑果味。她拾起一些來吃，覺得味道不錯，於是採摘了一些新鮮的桑果帶回家給爹娘吃。她雙親自從吃了桑果後，身體和精神一天比一天好，全家變得開心了。

有一次，姑娘在採摘桑果時，發現天蟲在吐絲做繭，牠吐出的絲在陽光下反射出七彩的顏色，十分美麗。姑娘嘗試用手把絲拉長，發覺有很強的韌性和彈力，於是靈機一觸，把收集到的絲編織成一塊塊細小的絲綢，然後連成一大塊，做了兩張絲巾，給父母披上。兩老天天披上絲巾，發覺十分柔軟舒適，而且冬暖夏涼，故此全年也捨不得除下。聰明的姑娘很快便完全掌握了天蟲吐絲作繭的規律，和抽絲製綢的技巧，並把天蟲命名為蠶。她更悉心教導當地的人種桑養蠶和採絲製綢的方法。漸漸姑娘的名聲傳遍了西陵部落，族長西陵王得知，把她收為女兒，賜名「嫘祖」。後來中原部落首領軒轅黃帝來到了西陵，並娶了嫘祖為妻。嫘祖輔助黃帝打敗蚩尤和炎帝，建立了中華民族的國家，並教導國民養蠶採絲的技術。她死後，後世尊稱她為「先蠶娘娘」，全國許多地方都建有「蠶神廟」、「蠶娘廟」等，並在植桑養蠶的小滿時節定為「祈蠶節」，以紀念她。

解鬱忘憂茶（1人量）

材料：金針（一定要用乾品）5克、紅棗（去核）2粒、杞子5克。

製法：將材料用沸水沖洗，再加入沸水焗10分鐘即成，可反覆沖泡飲用，至味淡為止。

功效：金針（又名忘憂草、萱草、黃花菜），不僅用作食材，也有藥效。其味甘，性涼，有補氣血，強筋骨，利濕熱，寬胸膈的功效。可以用之解抑鬱，適合情志不舒，心情抑鬱，氣悶不舒，神經衰弱，失眠健忘人士食用；有止血作用，適合各種出血病人；亦有止痛、降血脂、預防腫瘤發生的功效，《隨息居飲食譜》云：「利膈，清熱，養心，解憂釋忿，醒酒，除黃。」又云：「葷素宜之，與病無忌。」不過新鮮金針菜會產生令人中毒的氧化二秋水仙鹼，不宜食。紅棗補中益氣，杞子養肝明目；諸品相配能解鬱忘憂，寧心安神，安睡入眠。

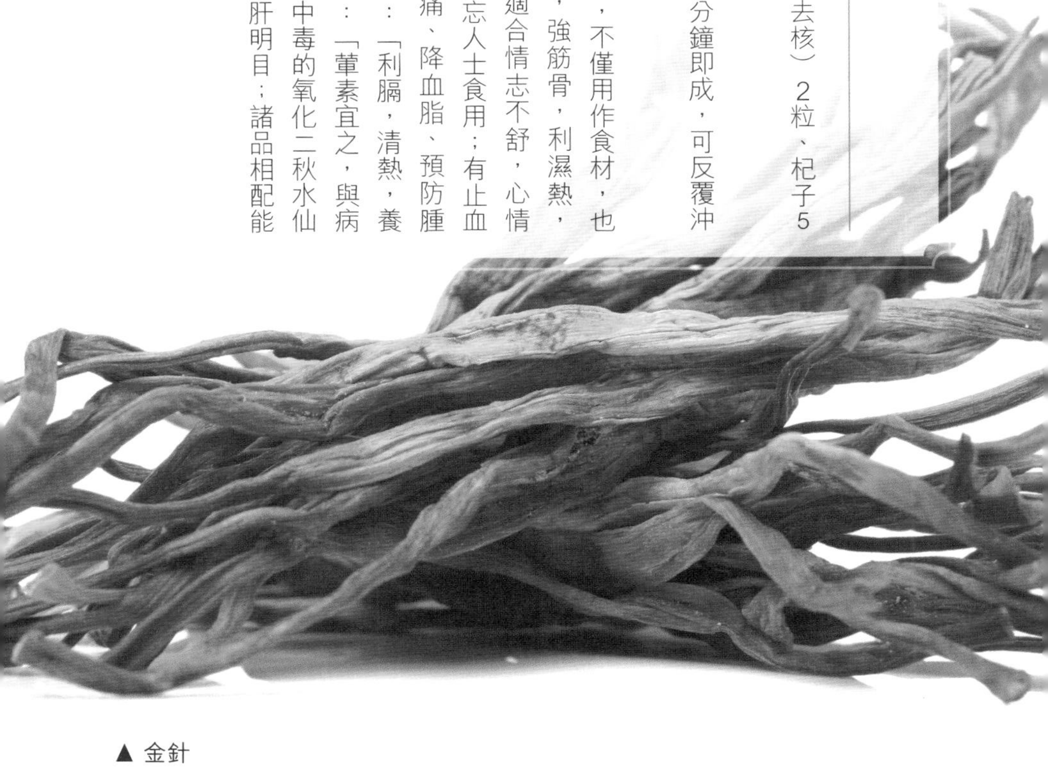

▲ 金針

小貼士

故事中提到的蠶蟲，不單會吐絲結繭以製造絲綢，還可以入藥，稱為僵蠶，或白僵蠶。但用以入藥者不是一般正常的蠶蟲，而是蠶蛾的幼蟲在未吐絲前，因感染白僵菌而發病致死的乾燥屍身，經過用石灰炮製，吸去水份，再曬乾或焙乾始用之入藥，屬中醫的平肝息風藥。僵蠶味辛、鹹，性平，有息風止痙、祛風定驚和化痰散結的作用，臨床上用於治療驚癇抽搐、中風引致的口眼歪斜、風熱頭痛、目赤、咽痛、風疹瘙癢、痰核、瘰癧等。僵蠶可治咳喘，尤其是咽癢引起之咳喘咳痰，有一條小方用三克僵蠶研末，加少量茶葉（畏寒痰白者用紅茶，畏熱痰黃者用綠茶），沸水泡服，可以一試。不過，有極少數人對僵蠶有敏感反應，包括口咽乾燥、噁心、食慾減少、過敏性皮疹、困倦等，有過敏體質者須慎用；孕婦和小兒亦不宜服。

小滿節氣，天地間陽氣雖然旺盛，但還未達到頂點，因而有小滿之稱。有人會覺得奇怪，為甚麼有小滿節氣，卻沒有大滿呢？原因相信和中國傳統文化的哲學思想有關。古人認為：「小滿者，物至於此小得盈滿。」自然界各物種到此際是將熟未熟，將滿未滿，仍有漸趨成熟的進步空間，有高處未算高的感受，正正符合中國人追求的理想。另一方面，大滿的概念是事物已到頂點，正是「月滿則虧」，「水滿則溢」，到達頂峯後，如要前進必走下坡，這種境界反而並非中國人所追求的完美理想。小滿的概念亦適用於中醫養生保健方面，無論任何養生方法，一方面要因應個人的體質、需要和客觀條件保持有進步改善的空間，但亦要適可而止。

由於小滿開始了炎熱和潮濕的夏天，所以保健養生的重點是防熱和防濕，或者是清熱去濕，之前已多次論述具體方法。飲食方面，應以清淡為主，常吃健脾利濕、清熱消暑之品，如冬瓜、絲瓜、黃瓜，各種豆類包括赤小豆、眉豆、綠豆等，生薏米、荷葉、山藥、鯽魚等。

中學時讀過一首田園詩，是宋朝范成大的《四時田園雜興（其一）》，詩云：「梅子金黃杏子肥，麥花雪白菜花稀。日長籬落無人過，惟有蜻蜓蛺蝶飛。」這詩描述初夏恬靜無人的田園景色，卻有植物和昆蟲交織出一幅靜中有動的圖畫。詩中首句即提到金黃色的梅子剛於初夏成熟，它既是食物，也可入藥。我們遠古的祖先已經懂得種梅樹和利用梅的酸味來調味，《尚書》記載：「若作和羹，爾惟鹽梅。」直至現在，我們吃燒鵝時亦配了酸梅醬，還有梅子蒸排骨、酸梅湯、鹹話梅……等。原來梅在歷史和文學史上都有一定地位，南宋劉義慶的《世說新語》有一篇《望梅止渴》，記載曹操有一次行軍途中，士卒皆缺水口渴甚，曹操機智地傳令：「前有大梅林，饒子、甘酸可以解渴。」士卒聞之，口皆出水，暫時止了渴，最後終於找到了水源，「望梅止渴」亦成為家傳戶曉的成語。此外，《三國演義》第二十一回寫曹操與寄居其門下的劉備煮酒論英雄。當時劉備被呂布逼得無路可走，只好到許昌投靠曹操。有一天，曹操召劉備到其丞相府見面，並表示看見園裏的梅子已經成熟，忽然想起了望梅止渴的機智事件，故此請劉備過來，一面喝酒賞梅，一面談論天下英雄人物。兩人飲煮酒的同時，並以青梅作為佐酒之物。

唐•李白的《長干行》詩亦有提到青梅，詩云：「郎騎竹馬來，繞床弄青梅。同居長干里，兩小無嫌猜……」「青梅竹馬」、「兩小無猜」都是大家耳熟能詳的成語。宋朝詩人梅堯臣在一首詠《西施》的詩中亦有提到梅子：「……水邊同時伴，貧賤猶摘梅。食梅莫厭酸，禍福不我猜。」可見青梅的味道會是很酸的。

梅的乾燥未成熟果實可入藥，稱為烏梅，屬中醫的固澀藥，其味酸澀，性平，有斂肺止咳，澀腸止瀉，生津止渴，安蛔驅蟲的作用。中醫臨床上有一條「烏梅湯」，用治膽道蛔蟲作痛。

烏梅消暑飲（2人量）

材料：烏梅10克（約2粒）、荷葉（乾品）15克或鮮品1塊、西瓜500克（連皮）。

製法：將荷葉洗淨，把西瓜削皮後切粒冷藏，將烏梅、荷葉及西瓜皮以5碗清水煎30分鐘，隔渣，待湯液涼後放入西瓜粒時即成。

功效：烏梅斂肺，生津；荷葉解暑清熱；西瓜解暑清熱，除煩止渴，清肺利咽；諸品相配能解暑清熱，生津止渴。

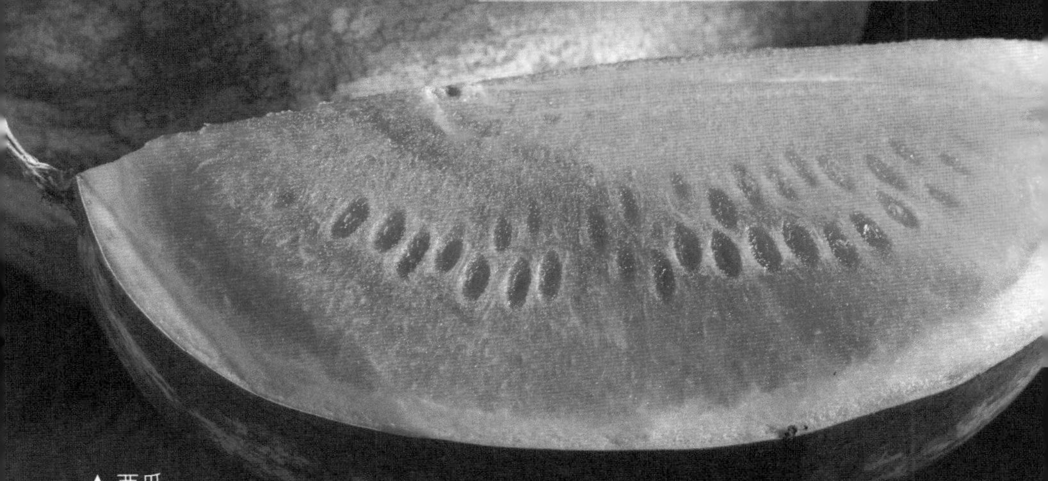

▲ 西瓜

小貼士

上文提過小滿第一候應中的苦菜，可供食用，亦可入藥。一些人以為苦菜就是中藥敗醬草，其實不然。敗醬草是敗醬科植物黃花敗醬或白花敗醬的全草，雖然有中藥文獻提過它的異名為苦菜（《綱目》）或野苦菜（《植物名實圖考》），但不是上述的苦菜。敗醬草屬中醫的清熱解毒藥，其味辛苦、微寒，有清熱解毒，消癰排膿和祛痰止痛的作用，多用於瘡癰腫痛，如腸癰、闌尾炎、肺癰等，亦可用於產後瘀阻腹痛。苦菜則是菊科植物苦苣菜的全草，其味苦，性寒，有清熱、涼血、解毒的作用。中醫臨床上用以治療痢疾、黃疸、血尿、痔瘻、疔瘡腫毒等。苦菜可能是中國人最早食用的野菜之一，《詩經》云：「采苦采苦，首陽之下。」小滿前後是吃苦菜的時節，特別是陝西、寧夏等地最為流行。

芒種

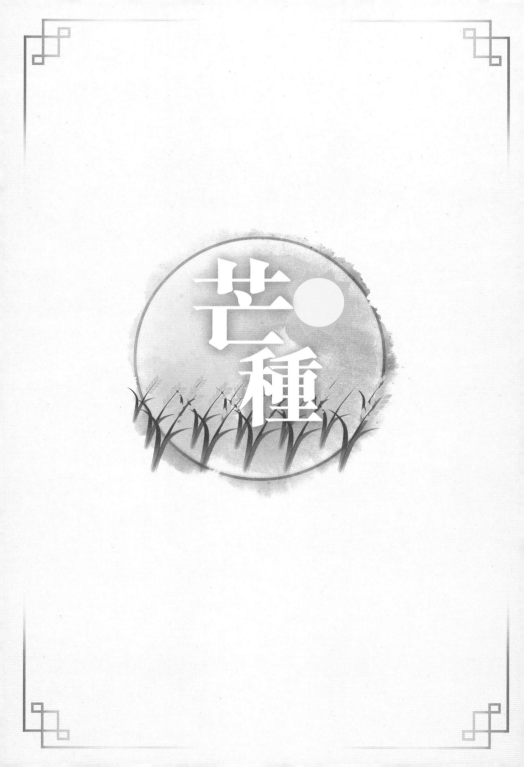

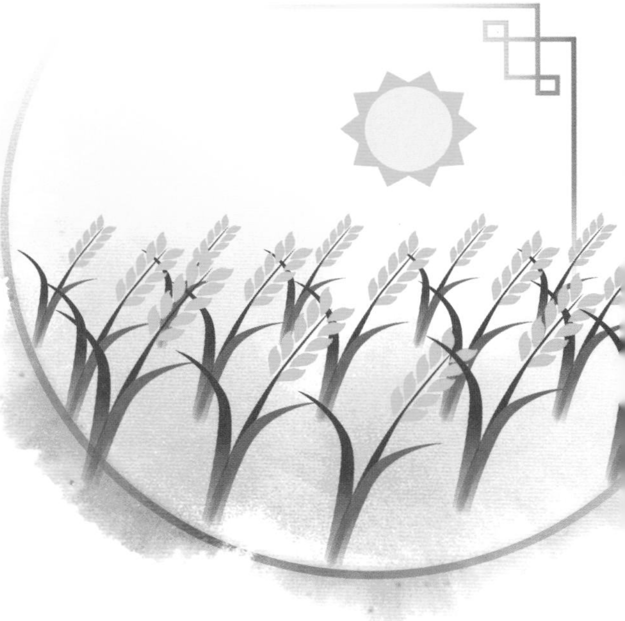

每年新曆六月五、六或七日，當太陽移行至黃經75度時，便是芒種節氣交節日。今年的芒種交節日是六月六日，翌日便是端午節，而芒種節氣則持續至六月二十日，一共十五日。這時已經進入夏天的第二個月，亦即仲夏，自然界的陽氣到達最旺盛的時候。「芒」是指一些有芒的農作物如小麥、大麥，這時已進入成熟期，須要趕緊把握收割的時機，故此「芒」與「忙」字相通。至於芒種的「種」字有兩個意思，一是指「種子」的種，二是「播種」的「種」。在中國北方，芒種亦是晚穀、黍、稷等農作物最忙播種的節令，有民諺說：「芒種忙種」即是指此，《月令・七十二候集解》云：「芒種，五月節。謂有芒之種穀可稼種矣。」

芒種的三個候應分別為第一候的「螳螂生」，第二候的「鵙（音局）始鳴」和第三候之「反舌無聲」。螳螂在前一年深秋於林木中產卵，一到芒種節氣，小螳螂感受到初生陰氣便破卵鞘而出，因此是仲夏的第一候應。一年中陰陽之氣的變化規律是「冬至一陽生」，和「夏至一陰生」（在夏至節氣時再討論）。芒種之後便是夏至，陰氣開始從地心往上走，小螳螂就是感受微陰而出。第二候應中的鵙，又名伯（百）勞鳥，每年的芒種節氣，鵙也因感受微陰而開始鳴叫。第三候的反舌無聲，是指一種名為「反舌鳥」的行為，因牠能反覆其舌故名。牠能夠模仿其他鳥的鳴叫聲，但與螳螂和鵙不同，這兩者因感微陰而生或鳴，而反舌鳥則感陽而鳴，卻因感受到陰氣的出現反而不鳴叫了。唐朝經學家孔穎達疏：「反舌鳥，春始鳴，至五月稍止，其聲數轉，故名反舌。」

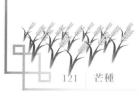

芒種期間，江南一帶流行一種風俗，就是送花神。芒種正值仲夏，百花開始凋謝，花神退位，民間選擇在芒種交節日舉行餞花會，祭祀花神，餞送花神歸位，同時感謝花神的照顧，並期待明年再會。餞花會已有一千五百多年歷史，南朝梁人崔靈恩的《三禮義宗》記載：「芒種節舉行祭餞花神之會。」《紅樓夢》第二十七回也有相關的描述：「大觀園中之人，都早起來了。那些女孩子們，或用花瓣柳枝編成轎馬的，或用綾錦紗羅疊成干旌旌幢的，都用彩線繫了。每一棵樹上，每一枝花上都繫了這些物事。滿園裏繡帶飄飄，花枝招展，更兼這些人打扮得桃羞杏讓，燕妒鶯慚，一時也道不盡」。可以想像大觀園中的少女們，一早起來，人人打扮得花枝招展，忙於為園裏的樹木裝飾，反映當時大戶人家於芒種時節為花神餞行的熱鬧場面。

大家都聽過「螳螂捕蟬，黃雀在後」的成語，但很少聽過「螳螂捕蛇」的故事。原來清代《聊齋志異》的作家蒲松齡就寫過一個《螳螂捕蛇》的故事，原文是：「張姓者，偶行溪谷，聞崖上有聲甚厲。尋途登覘，見巨蛇圍如碗，擺撲叢樹中，以尾擊柳，柳枝崩折。反側傾跌之狀，似有物捉制之。然審視殊無所見，大疑。漸近臨之，則一螳螂據頂上，以刺刀攫其首，攧不可去。久之，蛇竟死。視額上革肉，已破裂云。」故事大意是一個姓張的人，一次沿溪澗在山谷中行走，聽到山崖上有異聲，於是從小路前往窺看，見到一條有碗口粗的大蛇，在樹叢中打滾，不斷用尾巴打向柳樹以致柳葉紛紛落下，好像被一些東西拑制着般痛苦。但張氏觀看一番，並未發現甚麼東西，大惑不解。他小心再走近一看，發現原來一隻螳螂伏在蛇頭上，以其如斧般的利爪抓着蛇頭不放，任憑大蛇如何翻滾，也揮不去。最後蛇頭皮肉被撕裂開，終於死了。於此，我亦想起一

滋陰甜湯（2人量）

材料：生、熟地、山藥及桑椹各15克、蓮子30克、冰糖適量。

製法：將材料洗淨（冰糖除外），把洗淨的材料用6碗水先浸泡30分鐘，煲至蓮子軟熟，加入冰糖煮溶即成。

功效：生地及熟地為玄參科植物地黃的塊根，生地性寒，經蒸曬後變為熟地，性微溫，兩者均有養陰作用，共用可互相制約寒性或溫性，桑椹亦為滋陰之品，三者共用養陰力強；山藥益氣健脾，蓮子益腎固精、補脾止瀉，山藥與蓮子配伍可制約生熟地及桑椹，以防滋陰太過而致滑腸洩瀉。諸品相配能滋陰潤燥，益氣健脾。

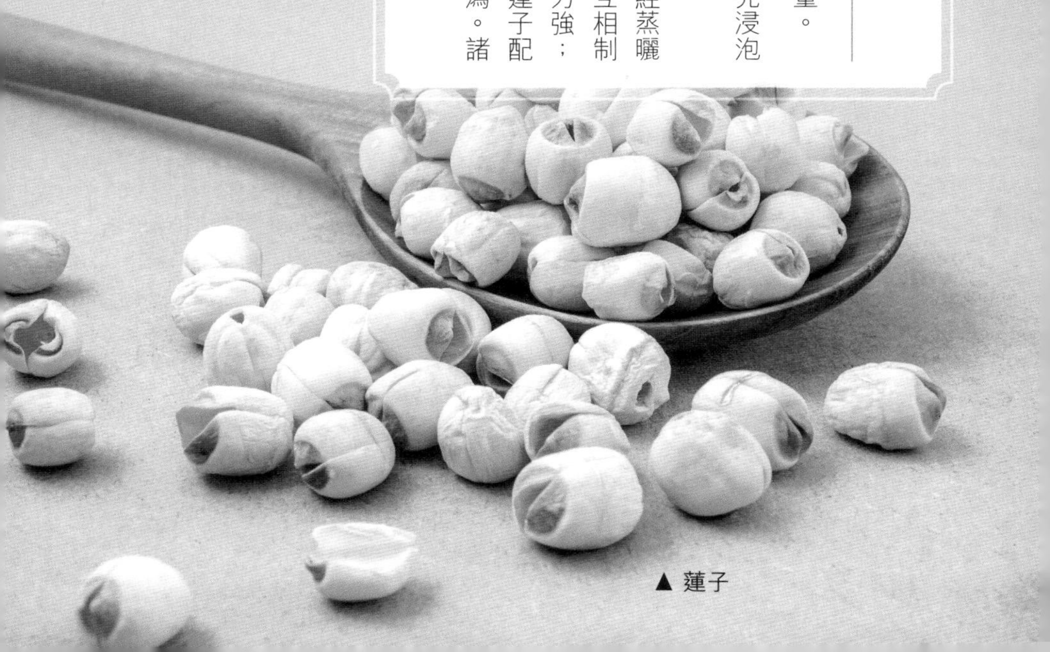

▲ 蓮子

個聖經故事，就是舊約時代的少年大衛戰勝敵軍的巨人歌利亞，說明凡事只要憑着信心、決心和勇氣，就算面對如何強大的敵人或惡劣形勢，亦會有機會爭取勝利或成功的。

小貼士

文中提到芒種第一候應「螳螂生」，小螳螂在芒種破卵鞘而出，原來螳螂的卵鞘是一味中藥，稱為桑螵蛸。此藥是螳螂科昆蟲大刀螂、小刀螂或巨斧螳螂的卵鞘，用沸水殺卵後曬乾使用。桑螵蛸屬中醫的收澀藥，其味甘、鹹，性平，有補腎助陽，固精縮尿的作用，臨床用於治療腎陽不足、遺精、遺尿、尿頻、小便失禁等。

芒種期間，氣溫高，雨量多，中國南方進入所謂「梅雨季節」。梅雨天的特點是下雨天較多，雨量較大，氣溫高，但陰天令日照減少，偶然會出現稍低的溫度。總的來說，天氣是潮濕而悶熱，正所謂「暑必挾濕」，人體容易受濕邪所困而感到困倦、四肢乏力、精神萎靡不振等。再者，濕熱的環境容易令蚊蟲及致病之微生物如細菌、黴菌、病毒等滋生，而傳染疾病。

芒種時節，悶熱的天氣令心經氣血旺盛，正如立夏時提過的「心火旺」。心屬火，腎屬水，在正常的生理狀態下，心火應下降至腎以溫腎陽，而腎水則上升至心以滋陰，制心火，達至「心腎相交」的平衡狀態。如出現心火過旺以致影響上述平衡，導致「心腎不交」，便會出現心煩、失眠、心悸等症狀，影響日常生活。為了預防盛夏的炎熱助長心火，之前已提過應「省苦增辛」以養肺氣；此處「省苦」食物例子如咖啡、杏仁仍有需要，但另一養生重點是固護腎氣。心腎是相交相通的，腎氣盛，心陽便足；腎水夠，心陰亦得滋養。此時可多吃豆類、合桃、蓮子、雞蛋、生地、熟地、山萸肉、山藥、杞子等補氣及或補腎食品。

芒種時節，炎熱的天氣令人容易出汗，汗為心之液，因此要多喝水，以滋養心陰，此亦為護心之道。事實上，出汗過多，會耗損水份和電解質如鉀、鈉、氯等，有可能破壞體液平衡，除出現口渴、肌肉痠痛、乏力等症狀外，還有可能影響心臟的正常運作，引起心律失常等嚴重後果。

前文提到螳螂，一本古代笑話集《笑林》記述了一個《楚人隱形》的故事，也和螳螂有關。話說一名貧窮的楚國人，一次讀《淮南》時看到一句話：「螳螂伺蟬自鄣葉，可以隱形。」他突然靈機一觸，心想既然鄣葉可以令螳螂隱形，何不拾一些樹葉回來，令自己隱形，便可為所欲為。於是他走到一棵樹下，果然看到一隻螳螂，躲在一片樹葉後面正準備捕蟬。他滿心歡喜，飛撲出來想摘取那一片樹葉。可惜螳螂雖然被嚇走，但那片樹葉也飄落在地上，與其他樹葉混在一起，楚人一時分不清哪一片是他想要的。猶疑了一會，他索性掃了一大堆葉子帶回家，然後逐片檢視。他每拿起一片放在自己前面，便問妻子是否看到他。起初妻子每次都據實回報，但經過幾十次後，妻子已經不耐煩，終於輪到某一片樹葉時，妻子為免致被他再糾纏下去，便乾脆說看不到。楚人滿心歡喜，以為終於找到了可以令自己隱形的樹葉，便拿着那片樹葉，到市集上偷東西，豈料一動手便立刻被人抓着，送官究治。幸好縣官覺得他愚蠢，又被妻子蒙騙，才自欺欺人而犯案，哈哈大笑後便放了他。原來書中所說的隱形，只不過是指螳螂利用樹葉作保護色並用以遮掩身體的意思。這故事和另一成語故事「掩耳盜鈴」有異曲同工之妙。

烏賊骨白果覆盆糖水（2人量）

材料：烏賊骨50克、白果及新鮮覆盆子各10粒、腐竹1塊、雞蛋2隻、冰糖適量。

製法：白果去殼，雞蛋焓熟去殼，用6碗水先煎烏賊骨30分鐘後隔渣，用湯液把白果及腐竹煲熟爛後，加入雞蛋、覆盆子及冰糖煮10分鐘即成。

功效：烏賊骨、白果及覆盆子均為收澀藥，能益腎縮尿，固精止帶；雞蛋能滋陰養血。諸品相配能益腎縮尿，固精止帶，對因腎精不固而致尿頻，影響睡眠之人士，或容易染上尿道炎之婦女尤為適合。

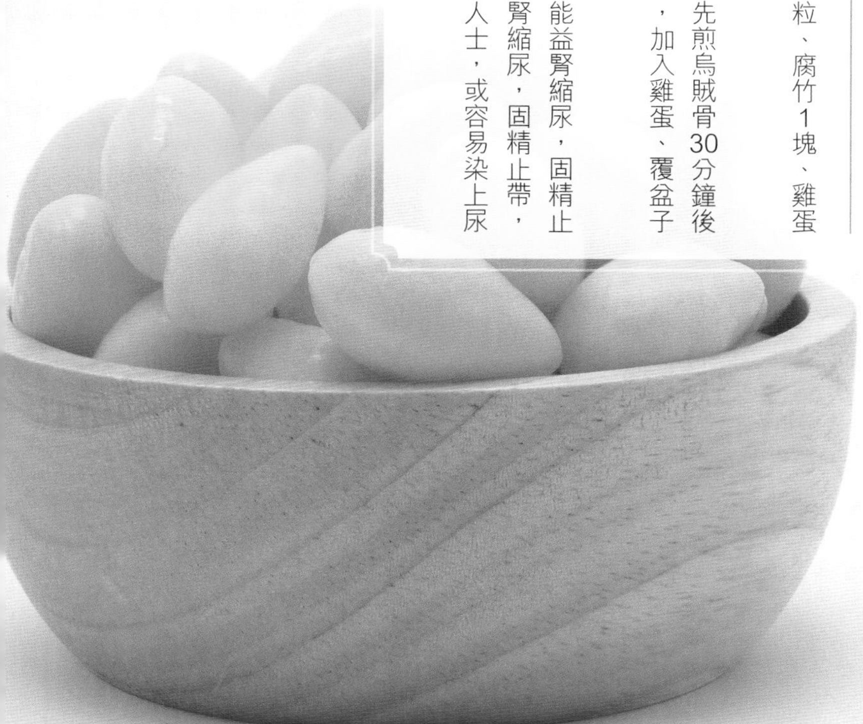

▲ 白果

小貼士

螳螂的卵鞘「桑螵蛸」可以入藥，無獨有偶，有一味中藥既是動物身體的一部份，名字也有「螵蛸」兩個字，連藥性也與桑螵蛸相近，這味藥就是「海螵蛸」，亦即是烏賊骨，又名淡魚古，是烏賊科動物無針烏賊或金烏賊的內殼。海螵蛸與桑螵蛸同屬中醫的固澀藥，其味鹹、澀，性溫，有固精止帶、制酸止痛，收斂止血和收濕斂瘡的功效，臨床上用於治療遺精帶下；崩漏、吐血（胃潰瘍出血）、便血及外傷出血；胃痛吐酸水（如胃和十二指腸潰瘍）；濕疹、濕瘡和潰瘍不斂等（可用海螵蛸適量，研末外敷，但要注意皮損部位消毒）。

夏至

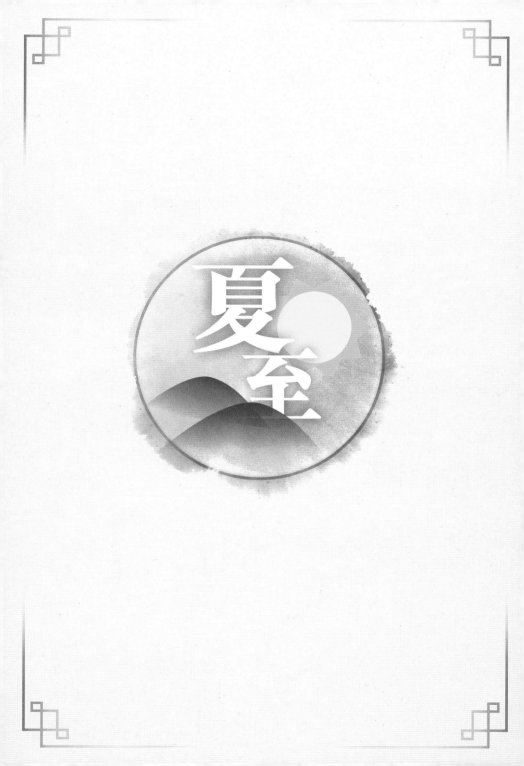

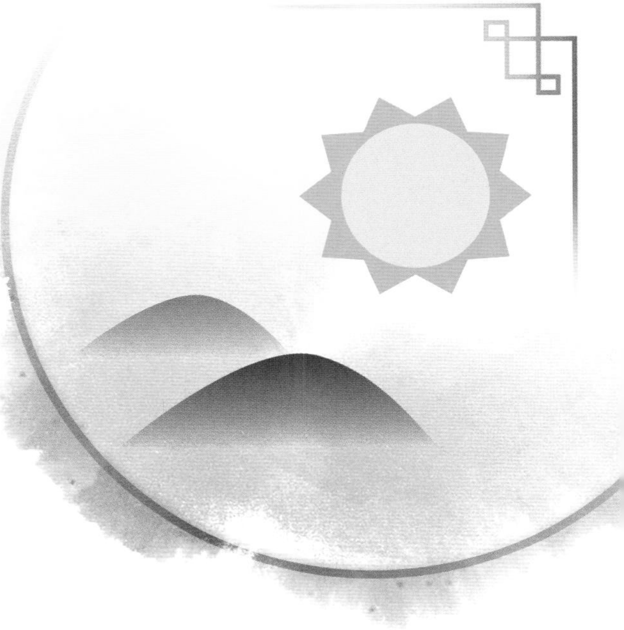

每年新曆六月二十一或二十二日，當太陽移行至黃經90度時，便是夏至交節日。夏至，即表示夏天真的來到了。《月令・七十二候集解》云：「五月中……夏，假也，至極也。萬物此時皆假大而至極也。」夏至時，陽氣到達極點，夏至日出現「三至」：一是日北至，這天太陽直射點到達了所能照到地球最北的地方，即北半球的北回歸線，這天（嚴格來説是這一刻）以後直射點便會轉向南移；二是「日長之至」，夏至日是北半球一年中白晝最長，黑夜最短的一天，諺語有云：「長就長到夏至，短就短到冬至。」；三是「日影短至」，如果在正午時把一枝竿插在地上，它所產生的竿影是全年中最短的。然而盛極必衰，所謂「夏至一陰生」，一到夏至陽氣開始由盛而衰，陰氣則開始漸漸增長。因此，雖然中醫四時養生之道在於「春夏養陽，秋冬養陰」，但實際上，夏至陰氣由衰極而漸生，因此亦要順勢對陰氣進行護養。

夏至的三個候應分別為一候的「鹿角解」，二候的「蜩始鳴」和三候的「半夏生」。每年夏至，鹿的角開始脫落，原因是古人認為有些鹿的角（如梅花鹿）向前生，故屬陽，一到夏至日，陰氣始生而陽氣始衰，故此陽性的鹿角便開始脫落。第二候應中的「蜩」即蟬，又稱知了，雄性的蟬到了夏至因感受到陰氣之生，便鼓翼而鳴。第三候應中的半夏是一種中藥，喜歡陰氣，由於在仲夏的沼澤地或水田中開始生長，即於「夏之半而生」，故名半夏。從夏至的三個候應可見，在炎炎仲夏，一些喜陰的生物開始出現變化或活動，而喜歡陽的生物卻開始了衰退的過程。

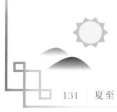

在夏至節氣時有一個古老的民俗文化活動，就是祭祀土地神，現今北京的地壇就是明、清皇帝在夏至祭祀土地神的地方。土地神又稱土神、社神、社公、福德正神、福德伯公等，簡稱土地，俗稱土地公，是某一地方的守護之神，主要流行於漢族地區。拜祭土地神起源於遠古時代，古時的農業社會，祭祀土地神代表祭祀大地，因為有土地才能進行農業生產。《孝經》云：「社者土地之主，土地廣博不可遍敬，故封土以為社而祀之，以報功也。」《通俗篇》云：「今凡社神，俱呼土地。」一直至現在，有些地方（包括香港）仍有土地廟／伯公廟存在，人們拜祭土地公，多有祈福、求財、祈求平安、保身體健康等目的。有時我們在新界行山時，偶然會在土地廟前見到一副有趣的對聯：「公公十分公道，婆婆一片婆心。」原來是源自揚州土地廟的。

土地神的起源，有幾個傳說：

（一）根據《春秋左氏傳》記載，上古時炎帝的第十一世孫句龍，由於平定九州有功，被封為上公，官居后土之職，他死後被追祀為「土地公」。

（二）民間有一個傳說，話說周朝時有一官員名張福德，三十六歲時被周成王委任為朝廷總稅官。他為官清廉，深受敬重，活至一百零二歲才去世。他死後三天，鬚髮面容仍如生前未變，人皆稱奇。張福德死後，其官職由魏超接任，其人貪贓枉法，無惡不作，百姓怨聲載道，因此更加懷念張福德。有一戶窮人家，用四塊大石圍成一間小屋，立張福德神位祭祀，不久竟成功脫貧而成為富人，百姓均相信是張福德顯靈，保祐該貧戶，於是合資建廟，打造張福德金身膜拜，並尊他為「福德正神」。

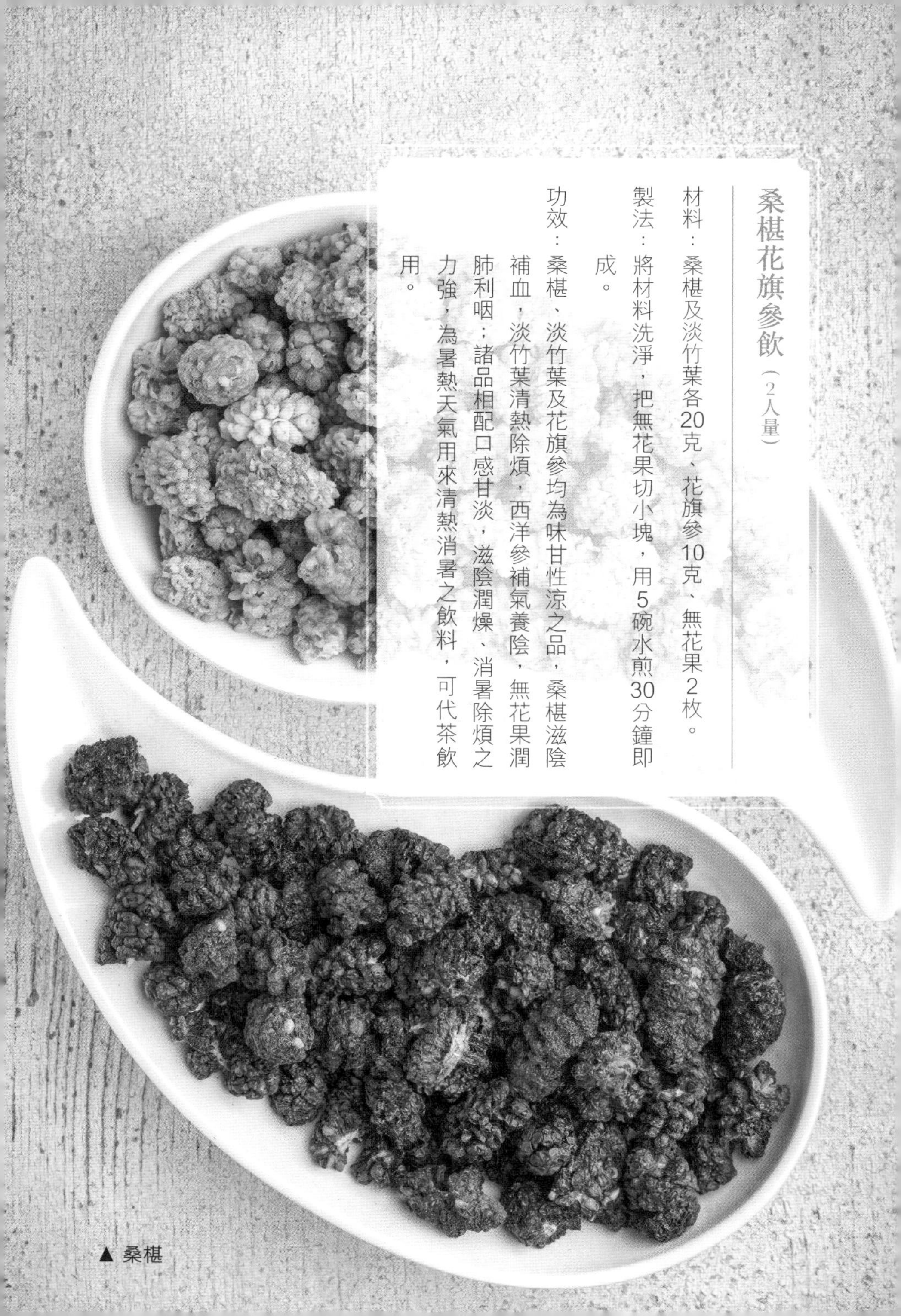

桑椹花旗參飲（2人量）

材料：桑椹及淡竹葉各20克、花旗參10克、無花果2枚。

製法：將材料洗淨，把無花果切小塊，用5碗水煎30分鐘即成。

功效：桑椹、淡竹葉及花旗參均為味甘性涼之品，桑椹滋陰補血，淡竹葉清熱除煩，西洋參補氣養陰，無花果潤肺利咽；諸品相配口感甘淡，滋陰潤燥、消暑除煩之力強，為暑熱天氣用來清熱消暑之飲料，可代茶飲用。

▲ 桑椹

（三）另一傳説也是周朝的故事，話説一位上大夫的家僕名張福德，一次主人要出門遠行履任，留下家中幼女給張福德照顧。後來主人未歸，張福德帶同小女孩往尋父，但途中遇上大風雪，他護主心切，脱下外衣給小主披上，自己卻受寒而死。他臨終時，天空上出現「南天門大仙福德正神」九個字，被視為是上天給他作為忠僕的封號。後來上大夫有感其忠心，建廟供奉他，連周武王也受感動，並說：「似此之心可謂大夫也。」後來有些土地公也有戴着宰相的官帽的。

夏至時節，自然界仍處於陽盛陰衰的狀態，天氣越來越熱，不過，陽氣雖然十分旺盛，但陰氣已開始滋生，即所謂「夏至一陰生」，所以這時的保健養生之道，在養陽的大原則下，亦要適當地顧護陰氣。其中一點是要防止出汗太過，中醫學認為佈散於肌表的津液（主要為汗液，屬陰津的一部份），具有滋潤皮毛肌膚的作用，《黃帝內經》說：「腠理發洩，汗出溱溱，是謂津。」出汗太多，則會令體內的津液流失，可出現口渴引飲、尿少短赤的症狀，即所謂「傷津」。中醫認為人體的「氣」能固攝津液，令津液（包括汗）不會過度外洩。假若汗出不止，即意味有可能是「氣」虛不但未能攝津，反而會隨津液外洩，出現氣少、身倦乏力、甚至突然昏倒、不省人事等症狀。《黃帝內經・

素問》說：「炎火行，大暑至……故民病少氣……善暴死。」

暑熱天時體溫上升，體內各種代謝過程加快，會令耗氧量增加，出現氣少的現象。大量汗液流失，會令血液濃縮，呼吸加快，甚至會出現循環、呼吸功能衰竭。故此在炎夏中減少過量出汗，是顧護陰津的一個重要措施。（節錄自筆者於二〇一二年出版之《養生秘笈——四季防病篇》）

遠在三千多年前的商代，住在北方乾旱地區的農業社會百姓，在夏至期間流行一種求雨的風俗。據說商代的開國君主商湯，因為國家連續七年發生大旱，曾經親自跪地向上天求雨。後世很多朝代都奉行求雨的儀式，由於中國人認為海龍王能呼風喚雨，舒解旱情，所以四海龍王便成為百姓求雨的主要對象，中國各地都有龍王廟和廟會，一有旱情，百姓便集合於龍王廟齊心拜祭求雨。說起旱災，有一個古老的傳說，流傳着有一隻名為「旱魃」或「魃」的怪物，會造成旱災，《詩經・大雅・雲漢》記載「旱魃為虐，如惔如焚。」這旱魃就是一隻會引起烈火焚燒的怪物。漢朝《神異經・南方經》云：「南方有人長二三尺，袒身，面目在頂上，走行如風，名曰魃，所之國大旱。」這裏形容的魃，確是一隻惹火怪物，所到之處即發生大旱。當時的人認為，既然魃是引起旱災的元兇，應該把牠除掉，所以就產生「攻魃」的民間風俗。元朝貞祐年間（一二一三年），洛陽大旱，有吉成村的村民在黃昏時站於高處，看到有火進入一戶農家，認為是旱魃肆虐，有記載當時百姓說：「旱魃至，必有火光，即魃也。」明朝《攻魃篇》亦記載天旱時旱魃躲藏於野外墳堆內，於是人們便「掘墓以椎擊之。」

根據中國最早具有百科全書性質的神怪典籍《山海經》記載，遠古時黃帝與蚩尤於冀州大戰，蚩尤請來風伯雨師興起狂風驟雨對付黃帝軍隊，而黃帝則令魃出戰，成功剋制敵軍的風雨，最終令黃帝打敗蚩尤。

小貼士

事有湊巧，夏至三個候應的物種，包括鹿角、蟬和半夏，都可以用來入藥。

和鹿角相關的中藥是鹿茸，為鹿科動物梅花鹿或馬鹿頭上尚未骨化而密生茸毛的幼角，是中醫的補陽藥，其味甘鹹，性溫，能壯腎陽，益精血（治腎陽虛衰、宮冷不孕、小便頻數等）；強壯筋骨（治腎虛骨弱、腰膝無力或小兒發育不良）；調理衝任（治月經不調、崩漏帶下）；托毒生肌（治瘡瘍久潰不斂、陰疽內陷）。

補氣斂汗湯（1人量）

材料：北耆15克、南耆、浮小麥及糯稻根各30克、無花果3個，出汗甚多者加煅牡蠣30克（先煎30分鐘）。

製法：將材料洗淨，把無花果切小塊，加清水6碗煎至剩兩碗，分兩次飲；可再用4碗水翻煎一次至碗半，代茶飲用。

功效：北耆及南耆固表止汗，浮小麥、糯稻根及煅牡蠣收斂固澀，不論自汗或盜汗均可使用；無花果健脾開胃，潤腸通便；諸品相配能益氣陰而止汗。

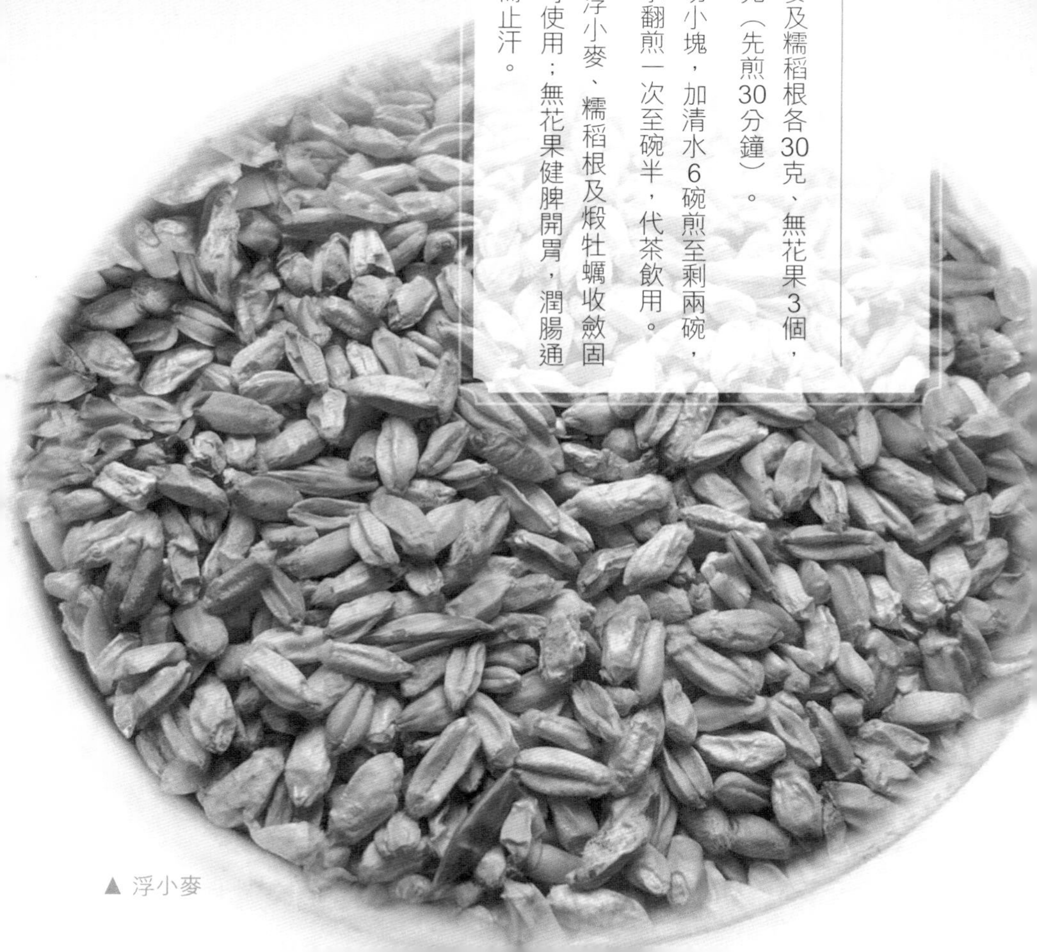

▲ 浮小麥

第二味中藥是蟬蛻，為蟬科昆蟲，黑蚱蟬羽化後脫落的蟬殼，是中醫的發散風熱解表藥，其味甘，性寒，能疏散風熱，利咽開音（治風熱感冒，咽痛喑啞）；透疹止癢（治麻疹不透，風疹瘙癢）；明目退翳（治目赤腫痛、翳障）；解痙息風（治小兒驚風夜啼）。

第三味半夏，為天南星科植物半夏的塊莖，是中醫的溫化寒痰藥，其味辛，性溫，有毒，須經薑汁、明礬製過始能入藥，能燥濕化痰（治濕痰、寒痰證）；降逆止嘔（治反胃嘔吐）；消痞散結（治胸脘痞悶、梅核氣）；外用消腫散結（治瘰癧、痰核、癰疽腫毒、帶狀疱疹、毒蚊咬傷等）。

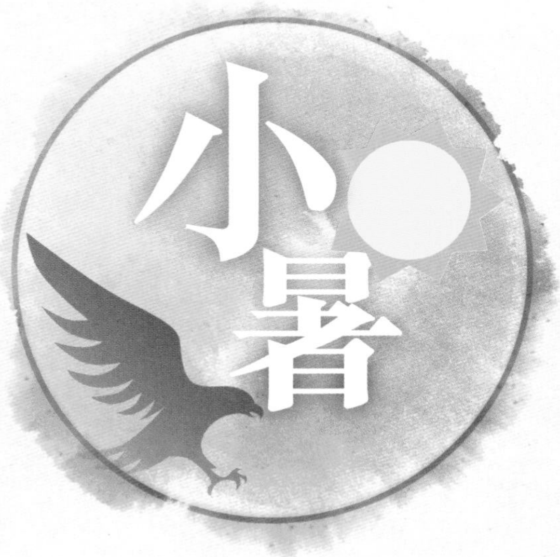
小暑

每年新曆七月六、七或八日，當太陽移行至黃經105度時，便是小暑交節日，開始了炎炎似火的盛夏。今年的小暑由七月七日開始，至七月廿二日止，共十六日。暑即炎熱，小暑表示炎熱的程度還不是很大，《月令・七十二候集解》云：「六月節……暑熱也，就熱之中分為大小，月初為小，月中為大，今則熱氣猶小也。」每年的小暑大暑，就是中醫的入伏時節，所謂「熱在三伏。」「伏」即「伏藏」的意思，小暑正值初伏階段，不過只是小熱，還未到最熱的時候。

小暑的三個候應分別為第一候的「溫風至」、第二候的「蟋蟀居壁（宇）」和第三候的「鷹始擊」。古時的農業社會，人們對風的方向、性質和與節氣的規律已很有認識，風的吹向有東、南、西、北、東南、東北、西南、西北等的變化（當然還有無定向風），還有寒、熱、溫、涼的不同，小暑節氣開始，溫熱的風也隨之而來，《月令・七十二候集解》云：「溫風至。至，極也，溫熱之風至此而極矣。」故「溫風至」被列為小暑節氣的第一候應。第二候應的蟋蟀對節氣規律的變化較敏感，《詩經》云：「七月在野，八月（即夏曆的六月，正值小暑時節）在宇，九月在戶，十月蟋蟀入我床下。」《禮記》注曰：「生土中，此時羽翼稍成，居穴之壁，至七月則遠飛而在野矣。蓋肅殺之氣初生則在穴，感之深則在野而鬬。」可見蟋蟀與蟬一樣，會因應陰陽之氣的變化而活動，小暑時，由於地面溫度高，蟋蟀飛到庭院牆角下避開暑熱，故被列為小暑節氣的第二候應。第三候中的鷹，有彎曲而銳利的嘴和具有鈎爪的四趾，捕食其他雀鳥和細小的動物。古人發現，每年一到小暑時節，鷹感受到肅殺之氣將至，開始練習捕食搏擊，《月令・七十二候集解》：「鷹始擊。擊，搏擊也。應氏曰：殺氣未肅，鷙猛之鳥始習於擊，迎殺氣也。」

小暑時節有不少民間風俗和傳說，事有湊巧，這些傳說故事有幾個都和農曆六月六日有關，本篇先說一個「六月六，請姑姑」風俗的由來，而這天也被稱為「姑姑節」。

相傳春秋戰國時期，晉國公子重耳流亡後返國，即位成為晉文公（引發寒食節記念忠臣介之推的故事），他封了流亡有功的大臣狐偃為宰相，狐偃一時權傾朝野。狐偃的生日是六月六日，有不少人為了巴結奉承他，爭相送厚禮為他祝壽，而他的親家趙衰看不過眼，有一次親自規勸狐偃，豈料被狐偃反唇相稽，活活氣死了。從此兩家人反目成仇，趙衰的兒子發誓要殺死岳父狐偃，為父報仇。過了一年，晉國發生糧荒，狐偃奉命出京賑濟災民，趙子估計外父會於六月六日回京賀壽，計劃派人於壽宴上暗殺他。不過他念到外父畢竟是妻子的父親，下手前也想探知她的心意，他問妻子會否痛恨像外父這樣的人，妻子不虞有詐，竟順口說人人都恨父親，自己也不例外。趙子聽後，忍不住把殺外父的計劃向妻子透露。妻子聽罷大吃一驚，趕忙把這消息通知父母，狐偃知後，竟大澈大悟，自責做錯了事，並誠心向女婿認錯，發誓改過。趙子亦深明大義，不再追究。從此兩家和好如初，每年的六月六日狐偃都請女婿、女兒回家團聚。這個大團圓結局的故事傳了出去，「六月六，請姑姑」更相沿成俗，流傳後世。後來的歷史大悲劇「趙氏孤兒」，就是和這個趙氏家族有關。

暑天散寒茶（2人量）

材料：香薷、扁豆花及生薑各10克、金銀花15克。

製法：將材料洗淨，用5碗水煎30分鐘即成。

功效：香薷、扁豆花及生薑均為性微溫或偏溫之品，對暑熱因喜冷飲食、濕阻脾胃引致運化失常之痾嘔肚痛，功效甚佳；金銀花性寒能制約諸藥之溫性，及有清解暑熱之功；諸品相配消暑化濕力強。

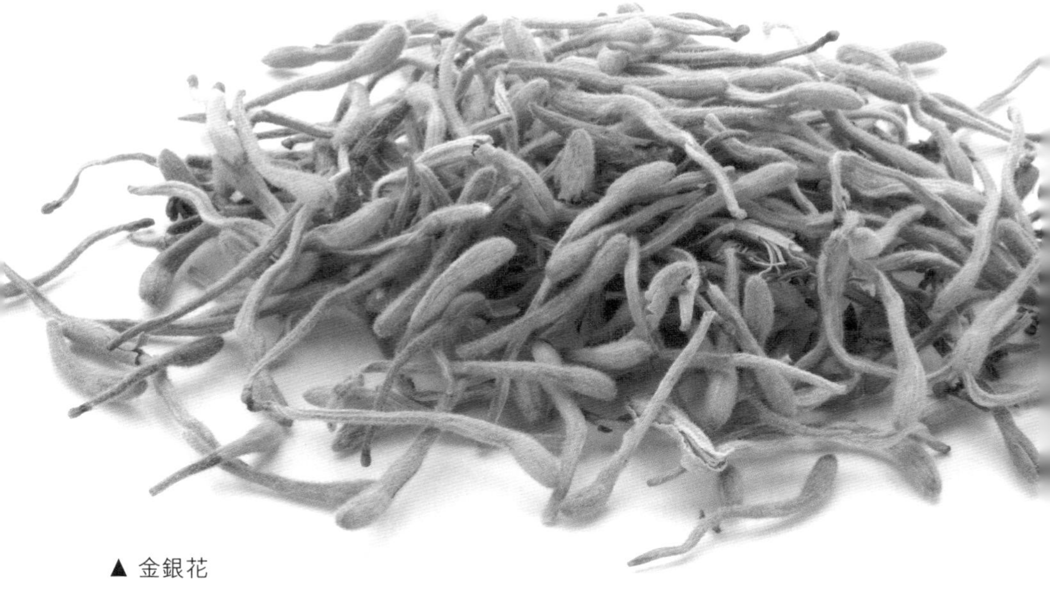

▲ 金銀花

小貼士

春季最後一個月稱為「暮春」，秋季最後一個月稱為「晚秋」或「深秋」，但夏天最後一個月則稱為「盛夏」，何解呢？民間諺語說：「小暑大暑，上蒸下煮。」我們香港人則說：「小暑大暑，有米懶煮。」可見小暑至大暑節氣期間，大地都被太陽曬熱了，熱氣上蒸，地面溫度全年最高，人處其中，猶如處身蒸籠之內，汗流浹背，如何還有心情煮飯呢？早前在初夏至仲夏時，由立夏至芒種曾提及養生之道在飲食方面要「省苦」，即要少食苦味入心之品，以免助長心氣。現時已到盛夏，則可適量稍稍多吃苦味但性涼的食物，例如一般蔬菜和野菜包括萵苣、生菜、芹菜、苦瓜、絲瓜等，和一些水果、藥材如荷葉、蓮子心、荷梗、天冬、麥冬、西洋參、薄荷葉等。此時適量多吃這些食物，有利於調節身體的平衡。

同時，汗為心之液，盛夏暑熱令人容易出汗，過度出汗則易損心氣，所以此時多食苦味之品，有助顧護心氣，而偏涼的食材則有助消暑降溫。

盛夏時節，暑氣當令，天氣炎熱，因此有必要採取適當的解暑清熱措施，以防感暑或中暑。當然在日常生活中，適當利用降溫措施，例如空調設備、電風扇等是有幫助的，但應適可而止，因為在炎夏由於怕熱而貪涼取冷，同時缺乏適量的運動或不願勞動，便很容易在暑天因着涼而感冒，此為陰暑證，亦稱傷暑，與感受暑熱之邪的中暑（中醫稱為陽暑）不同。陰暑證通常有發熱、頭痛、惡寒無汗、全身痠痛、胸悶、納差等較輕微的感冒症狀，中醫一般用祛暑解表、散寒化濕和中之劑如「香薷飲」（含香薷、炒扁豆、厚朴）便可治愈。至於中暑（陽暑）有關資料在拙作《養生秘笈——四季防病篇》中詳細論述，故不再重複。

另一個在炎夏中因不適應空調設備而引致的疾病稱為「冷氣病」，又稱「空調綜合症」或「空調不適應症」。這是由於使用空氣調節（冷氣）而造成室內、室外的溫差過大，人們長時間在冷氣大開的室內活動，冷的空氣入侵體內，再走出烈日當空或悶熱高溫的室外，容易立即感染類似感冒的空調病。臨床表現主要為在冷氣房間內感到疲倦，皮膚乾燥，手足不溫，關節遊走性疼痛，畏寒怕冷，頭昏頭痛，口乾咽痛，神經痛，胃腸道不適。不少人出現過敏症狀，例如鼻塞眼癢，噴嚏流涕，兼有流淚不適，體倦乏力等症狀。女性還會出現月經提前或延遲、經量稀少，經期縮短等月經失調症狀。陽虛畏寒人士、老人、兒童、婦女行經期間、產婦、體弱及長期病患者易患此症。此外，對外界環境轉變較敏感的人士，譬如有氣管疾患或過敏症患者如哮喘、鼻敏感等，也較易患冷氣病。

中醫無冷氣病的名稱，但根據其發病原因和症狀，可歸屬陰暑證的範疇，就是暑天感寒而得的一種陰寒症。這是因為反覆出入室外（高溫）和室內（相對低溫）地方，一冷一熱首先會令身體調節溫度功能容易失衡，寒氣凝滯會令血液流通不良引致筋骨痠痛，以及溫度不平均所致的頭痛、神昏。時冷時熱，亦會令腠理開合失調，以致容易受涼感冒或「攝親」。中醫認為此病主要與肺臟及脾臟有關。肺主皮毛，風寒侵表，首先影響到肺臟的功能，引起鼻塞流涕、咳嗽、怕冷等症狀。夏天天氣炎熱，市民喜飲凍飲、涼冷氣，令脾胃功能受損，寒濕留於體內，會出現筋骨痠痛、四肢乏力、大便爛、胃口差等脾虛聚濕的症狀。

前文提到小暑節氣中的農曆六月六日有不少民間風俗和傳說故事，現再介紹幾個。

（一）天貺節

相傳北宋真宗皇帝趙恆篤信道教，時常渴望得道成仙，有一年的六月六日，他突然宣稱上天賜給他一部天書，並把這天定為「天貺節」（貺音況，賜予之意），他更在泰山腳下的岱廟內修建一座「天貺殿」以誌其事。

（二）翻經節

相傳唐玄奘到西天取經，一次回國途中，不慎把取得的經書掉到水中，他急忙把書撈起，翻開曬乾，才得以把書保存帶回中國，而這天正是六月六日。《真州竹枝詞引》云：「六月初六日，曬經，第叢林（即寺院）故事耳。」清・董玉書之《蕪城懷舊錄》記載：「石塔寺，即古木蘭院，舊存藏經，寺僧每於夏季展晾。」這就是「翻經節」的由來，每年六月六日，各地寺院的僧侶都會把收藏的經書拿出來曬太陽，以防受潮或被蟲蛀。

（三）曬衣節

民間有句諺語云：「六月六，家家曬紅綠。」紅綠是指五顏六色的衣服，曬紅綠就是曬衣服。它的起源有很多傳說，其中一個頗為可信。話說清朝乾隆皇帝微服出巡至揚州，一次恰巧遇上大雨，外衣被淋濕了，但又不便向百姓借衣服替換，只好等雨過天晴，太陽再露面時把濕衣曬乾後再穿上，原來這天正是六月六日。此事傳開後，便成為「曬龍衣」的故事，這天全國家家戶戶都把牀鋪、被褥、衣服拿出來曬太陽，就連皇宮的侍從也把宮內物品，包括衣物，甚至文書檔案、藏書字畫等都拿到庭院中晾曬吹風，所以六月六日又有「曬衣節」之稱。

小貼士

作為預防性，建議日間多飲薑茶（夜不食薑），中醫學認為，生薑具有發表散寒、溫胃止嘔、溫肺化水等功效。處在冷氣環境中的人經常喝點薑茶或湯，將有助於驅寒解表，這時適量食荔枝亦有溫陽補火的功效。把空調的溫度調高一點就行（約二十五度或以上），調到不至於熱得要命，但是也不至於冷得打顫，這樣對身體就不會造成傷害。或者開空調的時候，稍把窗戶打開一條小空隙，有一點自然風就把寒風稀釋。平時多到戶外爭取適量的、不太猛烈的陽光照射，每週合共幾小時便可。

五色消暑菜（2至3人量）

材料：莧菜200克、番薯（黃心）200克、杞子20克（後下）、鮮百合50克、黑木耳20克。

製法：將材料洗淨，番薯去皮切塊，百合掰開，雲耳浸發後除去未發開部份，先將番薯煮軟，把所有材料放入煱內，以1碗清水煮材料10分鐘調味即成。

功效：莧菜清熱解毒，番薯健脾益氣，杞子補腎益精，百合潤肺止咳，黑木耳（雲耳）滋陰潤肺養胃。此小菜具清熱解毒，滋陰潤肺功效。

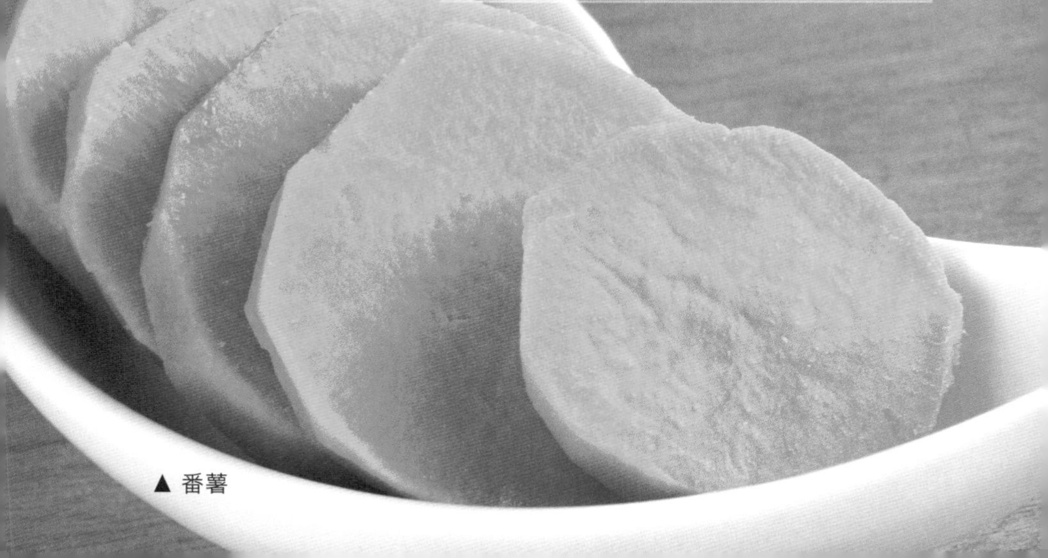

▲ 番薯

大暑

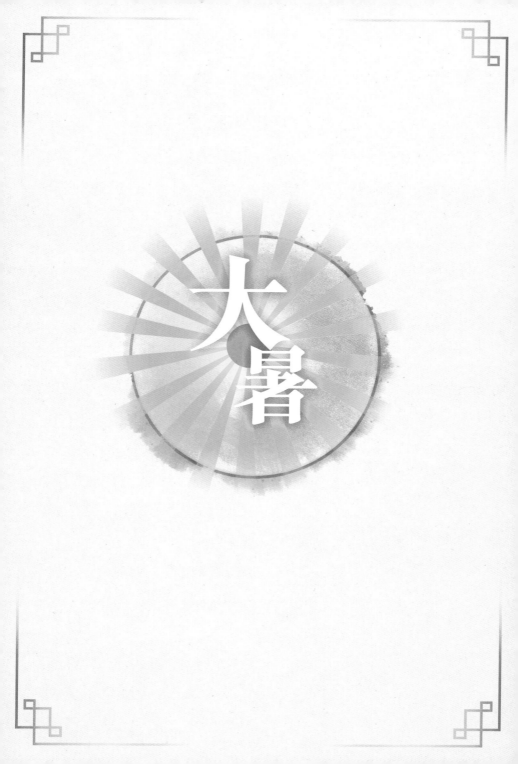

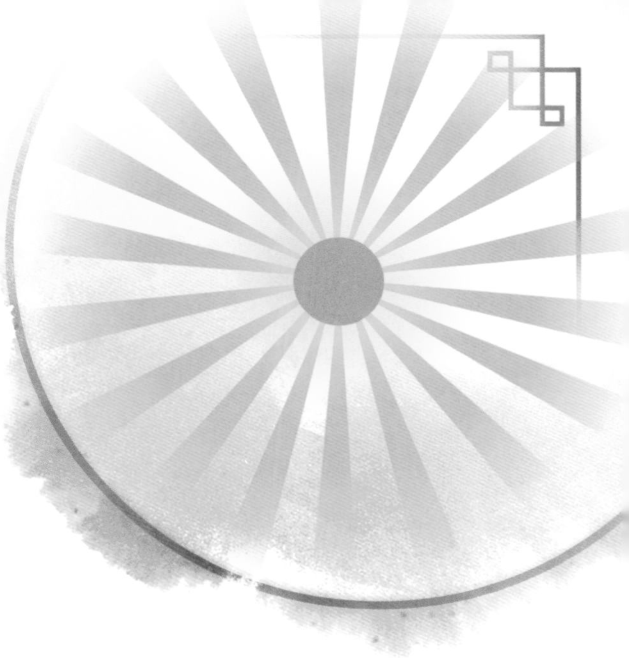

每年新曆七月廿二、廿三或廿四日，當太陽移行至黃經120度時，就是大暑交節日，進入了一年中最炎熱的大暑節氣。今年的大暑交節日為新曆七月廿三日至八月七日，一共十六日，至八月八日便是立秋，正式結束今年的夏季。《月令‧七十二候集解》云：「六月中……暑熱也，就熱之中分為大小，月初為小，月中為大，今則熱氣猶大也。」《二十四節氣解》亦云：「大暑，乃炎熱之極也。」大暑期間暑氣達到極點，暑熱和濕氣夾雜一起，濕熱「煮」人，最是難捱。民諺云：「小暑大暑，上蒸下煮。」小暑開始了三伏天（伏夏）的「初伏」（伏熱），而大暑則正值「中伏」的前後，處暑前還有末伏，反映小暑至處暑期間是一年最熱的時節。

大暑的三個候應分別為第一候的「腐草為螢」、第二候的「土潤溽暑」和第三候的「大雨時行」。第一候中的螢火蟲，有水生和陸生兩種。陸生螢火蟲於枯草上產卵，每年一到大暑節氣，蟲卵孵化而出，在腐草叢中出現，古人晚上看見草叢中有點點螢光，就以為是腐草變成了螢火蟲。第二候的「土潤溽暑」是指大暑中伏天前後，天氣酷熱而潮濕，古書云：「溽，濕也。土之氣潤，故蒸鬱（悶熱）而濕暑。」可見土地濕潤，暑熱蒸鬱之下濕氣更重。第三候顯示大暑節氣期間時常出現大雷雨，而大雨會使伏熱的情況開始減弱，漸漸過渡到立秋，所以「大雨時行」成為大暑節氣的第三候應。

提到螢火蟲，筆者想起了一篇小學課文，還記得幾句：「車胤讀書，晚上沒有燈火，他捉了許多螢火蟲，照着來讀書。」這就是車胤「囊螢夜讀」的故事，出自《晉書》。車胤是東晉人，他自幼天資聰穎，好學不倦，但家境貧困，沒有餘錢買油燈在晚上讀書，車胤白天要努力耕作，晚上勤讀詩書。一個夏天晚上（估計是大暑節氣期間），他仍手不釋卷，在戶外讀書。但畢竟天色漸暗，難以看清楚文字，正煩惱間，忽然看見許多螢火蟲在空中飛舞，發出閃閃磷光。他靈機一觸，捉了幾十隻螢火蟲，放進一個白色絹布袋中，再綁緊袋口，把布袋吊起來，讓螢火蟲發出的光透過布袋，照着來讀書。他此種刻苦奮鬥的自學精神，令他日後為官職至當朝的吏部尚書。可惜因他為官公正，不畏強權，開罪了朝中權貴司馬元顯而被害死。

在中國歷史上亦有一個類似的故事，就是西漢的匡衡「鑿壁偷光」，這成語就是描述他因好學而無錢買燭點光，而鄰居有燭光但照不進他的房子，於是他在牆壁鑿了一個小洞，引鄰居之燭光讀書，最終成為一代文學家。

於此筆者忍不住「攝位求榮」，猶記少年時候，家境十分貧窮，父親是一名船廠工人，收入微薄，當時一家十口（後來增至十二口），屈居於一間斗室（六十年代劏房），父親要早睡早起上班。我是長子，做家務到晚上才有時間做功課讀書，又不能開燈，所以讀中學的幾年間，如果天氣許可，我便拿着書本功課，和用水果箱木板自製成簡單的書桌，到馬路邊的路燈下（當年的燈光是銀白色的）坐在路邊，把書桌放置於大腿上看書。如今想起來，已是比車胤和匡衡幸運得多，至少不用捉蟲，更不用冒險鑿人牆壁偷光！

銀花飲（1人量）

材料：金銀花10克、桔梗5克、生甘草3片。

製法：將材料略沖，用4碗水煎15分鐘即成；可再用3碗水翻煎一次至碗半，代茶飲用。

功效：金銀花清解暑熱、桔梗祛痰利咽；生甘草清熱解毒；生甘草與桔梗相配名桔梗湯，出自傷寒論，是治療咽喉痛的基本方，後世治療咽痛諸方大多由此方加味而成，三者相配清熱解暑，祛痰利咽止痛功效佳。

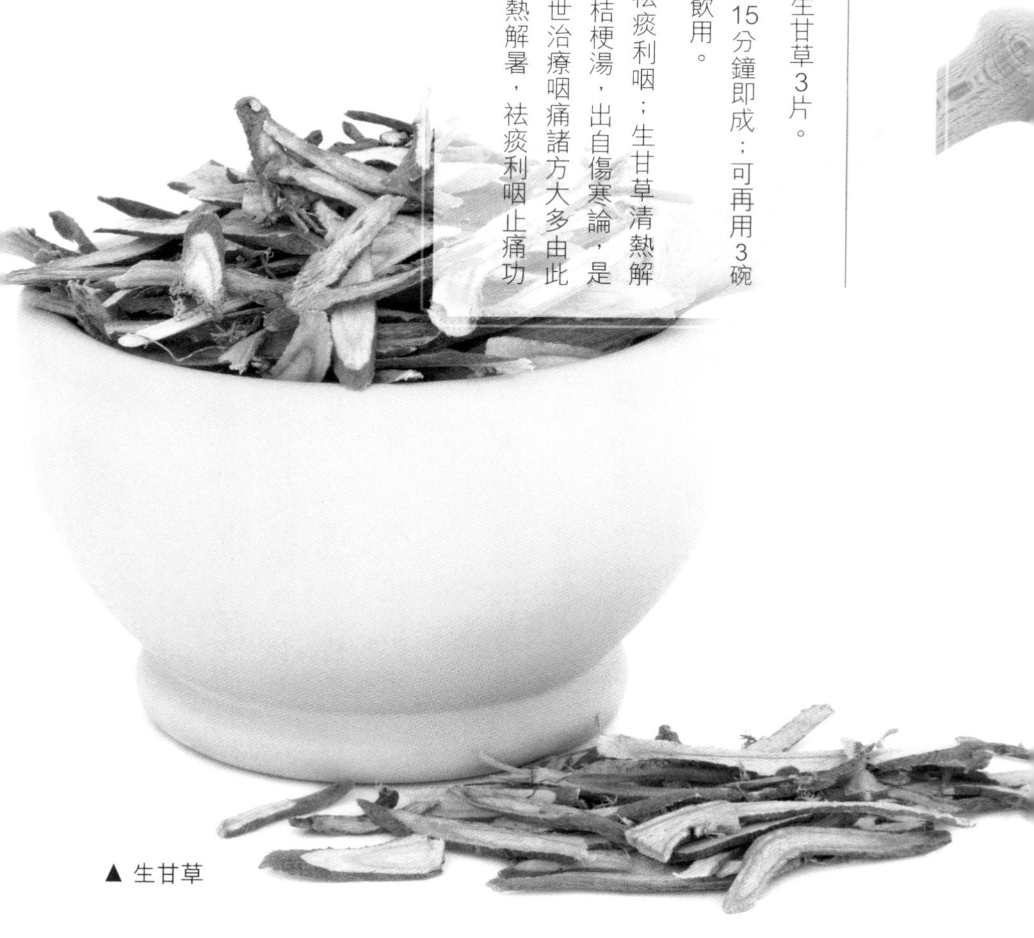

▲ 生甘草

小貼士

由小暑至處暑節氣期間的三伏天，是中醫實踐「冬病夏治」的時機。夏天由於氣溫高，陽氣最盛，因此對於一些在寒冷的冬季容易發作的慢性病，如慢性支氣管炎、肺氣腫、支氣管哮喘等，是最佳的防治時機。此時人體的陽氣與天地陽氣內外呼應，正是做「天灸」最為合適的時間（詳情在小寒節氣介紹）。除了「天灸」外，刮痧、拔罐等中醫傳統外治方法也可派用場，這些方法都有防治疾病的作用。

這次先簡單介紹刮痧療法，簡稱刮痧。刮痧是一種歷史悠久的傳統中醫療法，它用邊緣光滑的器具如竹片、水牛角片或湯匙等，蘸少量食油、鹽水或清水在身體表面一些部位由上向下、由內向外反覆刮動，以產生對某些疾病（如痧症、中暑、傷暑、外感、腸胃道疾病、風濕痹痛等）的治療效果。所謂痧症即發生於夏秋兩季的急性感染性疾病，症見微熱、惡寒、眩暈、噁心、嘔吐、腹脹腹痛，或腹瀉等。

根據中醫理論，刮痧對人體起活血化瘀、舒筋通絡、排除毒素、發汗解表、調理脾胃、平衡陰陽的作用，既可保健，又可治病。根據現代醫學分析，刮痧能促進神經末梢的傳導功能，以增強人體的防禦功能；能把人體新陳代謝過程中產生的廢物、毒素及病理產物排到體表，沉積於皮下，讓身體慢慢吸收，使局部血流恢復暢通；能夠消除因軟組織（包括韌帶、筋膜等）受傷或炎症引起的發熱、疼痛，解除肌肉的緊張狀態，有明顯的退熱鎮痛作用；總的來説，是能夠對人體臟腑氣血的功能起雙向調節作用。

大暑期間，天氣炎熱濕悶，人在高溫環境下大量出汗，極易疲勞，因而要慎防中暑，日常活動中一定要做好防暑降溫的措施。

盛夏三伏天，雖然古時地球並未像今天如此暖化，但古人也「畏夏」，即認為酷暑可畏。例如三國時魏國繁欽的《暑賦》中有幾句云：「暑景方徂，時惟六月。大火飄光，炎氣酷烈，翕翕盛熱，蒸我層軒……」這幾句寫出炎夏的日子是酷熱難捱的。南朝梁國蕭綱在其《苦熱行》中也説：「六龍鶩不息，三伏起炎陽。寢興煩几案，俯仰倦幃床，滂沱汗似鑠，微靡風如湯。」大意是太陽被六條龍拖着在天上奔跑，室內案頭床褥都熱得發滾，身處其中汗如雨下，惟有希望有微風吹來，但就算有風，也是像滾湯一樣熱。

至於古人之「畏夏」，清代李漁描寫得最為徹底，他在其《閒情偶寄・頤養部》

云：「蓋一歲難過之關，惟有三伏，精神之耗，疾病之生，死亡之至，皆由於此。故俗語云：『過得七月半便是鐵羅漢，非虛語也。』」指出一年之中，最難捱過的一關便是盛夏的三伏天（由小暑，經大暑到處暑前），因為消耗精力之多，疾病發生之頻繁和死亡來臨，都與酷熱有關。所以提醒人們在三伏天不可過於勞形傷神，要懂得防避暑熱，調適情緒，就正如唐白居易在其《夏日作》詩云：「葛衣疏且單，紗帽輕復寬。一衣與一帽，可以過炎天。止於便吾體，何必被羅紈。宿雨林笋嫩，晨露園葵鮮。烹葵炮嫩笋，可以備朝餐。止於適吾口，何必飫腥膻。飯訖盥漱已，捫腹方果然。婆娑庭前步，安穩窗下眠。外養物不費，內歸心不煩。不費用難盡，不煩神易安。庶幾無夭閼，得以終天年。」可以看出，在炎炎酷暑中，生活盡量簡單，一衣一帽的輕裝，竹笋蔬菜的清淡飲食，飯後閒步庭園，在窗下安穩入睡，心境無煩無躁，天雖熱而心自涼，自然得享天年。

大暑期間，想起了一個英雄好漢的故事，就是《水滸傳》中一百零八位梁山泊好漢中排名十七的青面獸楊志。他出身武門，是楊家將的後代，自幼學得一身好武功，是一名朝廷武官，職至殿司府制使。由於面上有一大塊青記，故有青面獸別號。他被迫上梁山的故事，就是發生在大暑期間。

話說北宋年間，奸臣蔡京權傾朝野，貪贓枉法，百姓苦不堪言。有一年蔡京生日將至，其女婿梁中書（北京大名府知府）搜刮民脂民膏積聚十萬貫的金銀珠寶，準備送給岳父蔡京做生日禮物，名為「生辰綱」，並交手下楊志負責押送，在五月中出發，要趕及蔡京六月十五日（剛是大暑時節）生辰前送到。這事被當時的梁山泊好漢晁蓋、吳用等知悉，計劃在楊志押送途中劫取「生辰綱」。

押送「生辰綱」的任務十分艱苦，一則正值中伏天氣，酷暑難當；二則要趕時間，路途又難行。《水滸傳》第十六回寫道：「（出發）五七日後，人家漸少，行路又稀，一站站都是山路。」楊志為了趕及完成任務，兼程趕路，對手下嚴厲催逼，「輕則痛罵，重則藤條便打，逼趕要行。」參與押運的軍士們個個「雨汗通流」，苦不堪言，人人滿肚怨氣，因而與楊志的矛盾日益加深。當一眾人走到一處名為黃泥崗的松樹林時，軍士已不顧楊志的催逼，自行停低歇息。其實一班梁山好漢這時已設下埋伏，並施計引楊志的軍士飲酒。儘管楊志一直提高警惕，但卻敵不過軍師吳用的部署，最終連自己也喝了混入蒙汗藥的酒，全軍被迷倒，「生辰綱」亦被劫走了。楊志醒後，發覺失去了「生辰綱」，自知不可能回去見梁中書交代，原本打算跳崖尋死，但臨崖勒馬，最後輾轉遇到梁山人馬，自己亦上梁山做了好漢。

小貼士

中醫冬病夏治的另一種外治方法是「拔罐療法」。又名「拔火罐」、「吸筒療法」，也是一種古老的傳統療法。它是以竹罐（現今已多用玻璃罐，甚至有抽真空的膠罐），用棉花蘸酒精在罐內點燃，利用燃燒的熱力，排出罐內的空氣，產生負壓，並迅速把罐吸附於皮膚上，使局部皮膚出現鬱血現象，從而產生治病的效果。拔罐利用負壓的物理刺激造成毛細血管破裂，促進人體的自我修復能力；身體對壞死血細胞的吸收功能可促進血液循環，並能調節人體的免疫功能。拔罐的應用範圍廣泛，可包括風濕痹痛、腹病、胃病、消化不良、頭痛、高血壓、感冒、咳嗽、腰背痛、月經病、軟組織損傷、目赤腫痛、麥粒腫（眼挑針）等。

解暑清心茶（1人量）

材料：藿香5克、茉莉花5克、蓮子心2克。

製法：將材料略沖，用4碗水煎15分鐘即成；可再用3碗水翻煎一次至碗半，代茶飲用。

功效：藿香芳香化濕、祛暑解表，茉莉花理氣開鬱，藿香與茉莉花均性溫，能芳香辟濁，蓮子心性寒，清心去熱；諸品相配為夏日解暑和胃、清心去熱佳飲。大暑時節，正值茉莉、荷花盛開之際，因而啟發筆者以茉莉花、蓮子心，再加解暑的藿香煎茶。

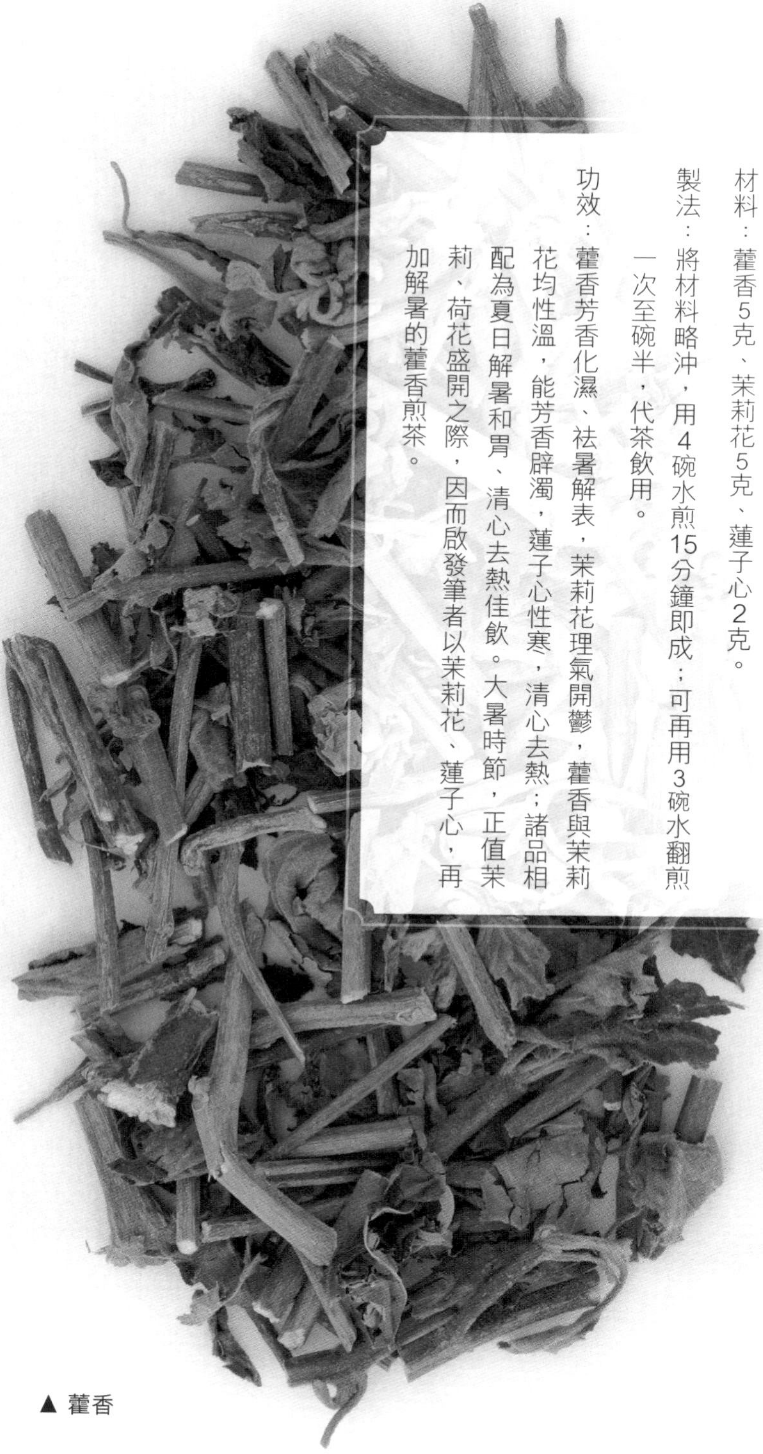

▲ 藿香

立秋

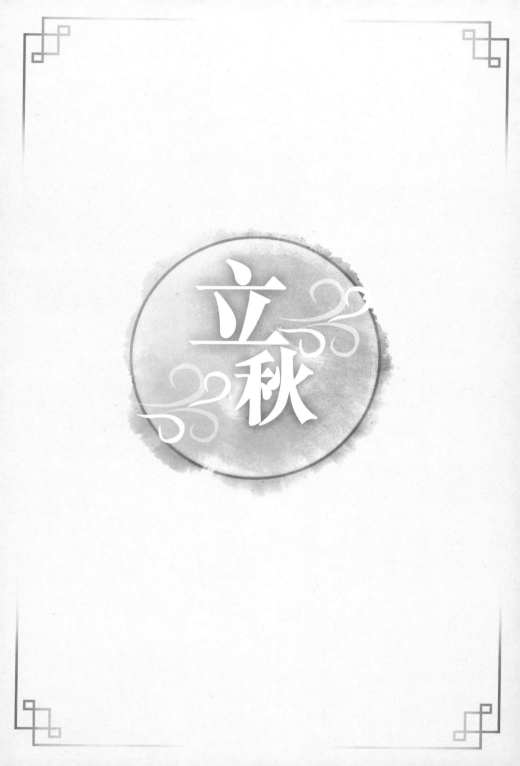

每年新曆八月七、八或九日，當太陽移行至黃經135度時，便是立秋交節日，標誌着孟秋（初秋）時節正式開始。今年的立秋由八月八日開始，到八月廿二日止，共十五日。《月令・七十二候集解》云：「秋，揪也，物於此而揪斂也。」立秋到來，炎熱的夏天漸漸過去，天氣慢慢轉涼，正如諺語所說：「立秋之日涼風至。」秋字由「禾」字與「火」字組成，這時植物已經結果和孕育種子，農民也要收割莊稼了。

立秋的三個候應分別為第一候的「涼風至」，第二候的「白露降」和第三候的「寒蟬鳴」。從立秋開始，天氣漸漸轉涼，諺語有云：「早晨立了秋，晚上涼颼颼。」此時偏吹西風，雖未至金風送爽，但早晚已較涼爽，和暑天時從南方吹來的熱風不同，而偏南風亦逐漸減少。踏入立秋，三伏天還未完，白天日照仍然很強烈，秋老虎（太陽）毫不留情，地面上儲熱量高，正所謂「爭秋奪暑」，民諺有云：「秋曬如刀剮」；另一方面，晚上涼風吹起，形成日、夜的溫差較大，空氣中的水氣在戶外植物的葉子上凝結，形成晶瑩露珠，故「白露降」成為第二候應。第三候中的寒蟬，是蟬的一種，立秋後，因感受到陰氣而開始鳴叫，像是告訴人們夏天已經結束，秋天亦到來了。有一首詩《立秋》云：「一葉梧桐一報秋，稻花田裏話豐收。雖非盛夏還伏虎，更有寒蟬唱不休。」似乎道盡了立秋的境況。詩中提到的「梧桐報秋」，原來是有典故的。宋朝時立秋當天皇宮內侍從要把梧桐樹盆栽搬進宮殿內，等立秋時辰一到，太史官便大聲向皇帝禀奏：「秋來了。」奏畢，梧桐樹會有一兩片葉脱落，以應「一葉知秋」，這便是報秋的由來。

在中國不少地方，立秋之夜流行着一種有趣的風俗，名為「摸秋」，又叫「偷秋」。清梁紹壬的《兩般秋雨盦隨筆》描述：「女伴秋夜出遊，各於瓜田摘瓜歸，為宜男兆，名曰摸秋。」原來一些婚後未有生育的女子，會於立秋晚上乘着月光照射，在女性親友陪同下，到田裏偷摘人家的瓜豆，據説先摸到南瓜的會生男孩，因為「南」、「男」同音；如果摸到扁豆的便生女，因為扁豆又名「蛾眉豆」，屬女。至於瓜豆的主人，立秋之夜也很開放，任由女子摸瓜偷豆，並視之為樂趣。

「摸秋」習俗的起源，相傳有一個故事。話說在元末，政治腐敗，人民生活困苦，淮河流域一帶出現了一支由農民百姓組成的起義軍，這支義軍雖然主要由農民組成，但軍紀嚴明，不知與《倚天屠龍記》中由張無忌領導的明教抗元義軍有否關聯。他們所到之處絕不騷擾平民百姓，故深受愛戴，有一次，義軍在淮河岸邊紮營露宿，他們不想打擾百姓，但糧餉又不足，有幾名士兵因為飢餓難當，於是偷偷離開營地，到附近一條村的田野摘了一些瓜果充飢。但事件曝光，主帥決定要嚴懲。當地村民得悉，紛紛向主帥求情，一位德高望重的長者更隨口說出：「八月摸秋不為偷」，主帥聽後便對幾名士兵從輕發落。當天正正是立秋交節日，立秋「摸秋」的習俗亦因此流傳下來。

小貼士

《黃帝內經》說：「秋傷於濕，冬必咳嗽。」意思是秋天到了，不要讓生冷寒濕的東西損傷脾臟，脾虛則生痰濕，中醫認為「脾為生痰之源、肺為儲痰之器」，痰多自然

百合潤燥粥（2人量）

材料：百合30克、麥冬15克、小麥30克、糯米30克、冰糖適量。

製法：將材料洗淨（冰糖除外），用6碗水把材料煲至稔軟開花，放入冰糖煮溶便成。

功效：百合和麥冬屬補陰藥，能養陰潤肺，小麥和糯米能益氣斂汗，對暑熱天氣耗散之陰津有收斂功效，諸品相配養陰潤肺、益氣斂汗效佳。

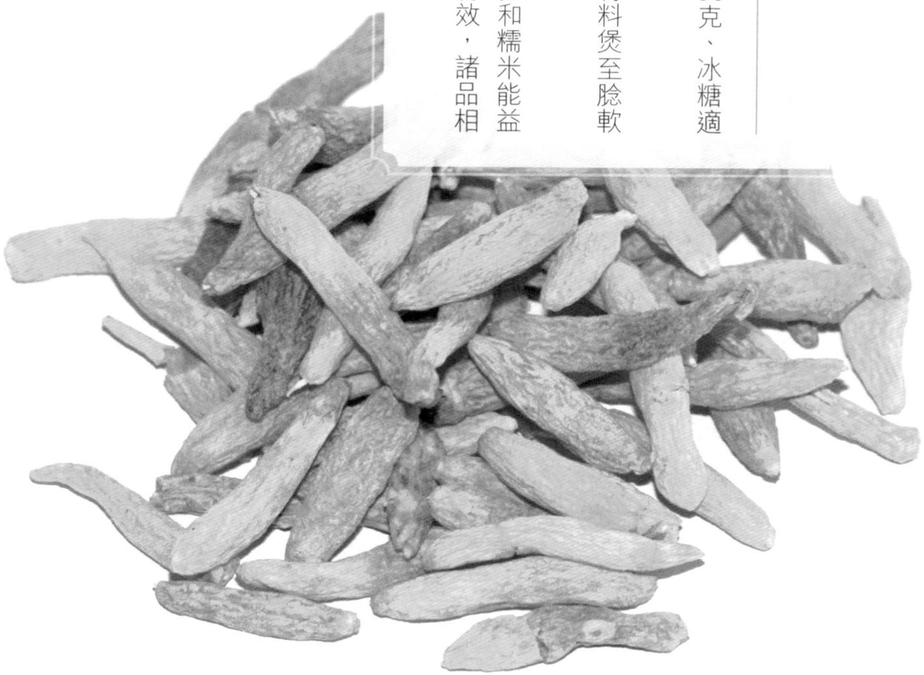

▲ 麥冬

影響肺和呼吸道的正常功能，從而引起咳嗽，這情況很多時都是「秋行夏令」的結果。到了秋天，雖然天氣仍然很熱，但早晚已起涼風，應該開始改變炎夏的生活習慣，尤其是不要太過貪涼取冷，要減少生冷飲食，不要過度暴露於空調環境中等等。

此外，有俗語説：「春困秋乏夏打盹，睡不醒的冬三月。」這説法與我們年幼時常聽到的一首打油詩有異曲同工之妙，詩云：「春天不是讀書天，夏日炎炎正好眠，秋天來了冬又到，執埋書包過肥年。」兩者同是懶人的寫照，他們一年四季都好像睡眠不足的樣子。現在已是立秋，談談「秋乏」。秋天「氣爽」，應該精神奕奕，為甚麼仍會出現好像睡不醒，醒來卻有渾身乏力的感覺呢？有兩個可能：一是夏天日長夜短，晚上睡覺的時間相對較少，踏入秋天，日漸短，夜漸長，但身體一下子未能調整過來，仍未完全擺脱夏天的作息狀態，依舊睡得不夠，所以醒來就覺得困乏。第二個可能原因是夏天外界炎熱，外周的循環系統增加開放，流向體表的血液相對較多，陽氣生發，人自然較精神。但秋天一到，天氣轉涼，外周循環系統收縮，流向體表和大腦的血液相對減少，人便容易覺得困乏。那麼如何預防和改善秋困呢？留待下文分解。

中醫認為從立秋經處暑、白露、秋分、寒露、霜降為秋三月，自然界陽氣日漸衰微，陰寒漸盛，農作物收成後景物始蕭條。《管子》說：「秋者陰氣始下，故萬物收。」記得在開始討論廿四節氣養生課題的第一篇，曾引用《黃帝內經・素問・四氣調神大論》一段說話：「夫四時陰陽者，萬物之根本也，所以聖人春夏養陽，秋冬養陰，以從其根，故與萬物沉浮於生長之門，逆其根則伐其本，壞其真矣。」筆者自擬節氣養生篇之金句亦是源於此。「春夏養陽，秋冬養陰」是順應四時陰陽變化的養生之道的關鍵，要保健養生，就要遵守這一原則，如果逆其道而行，則適得其反。

立秋以後，自然界的陽氣逐漸收斂，陰氣則漸漸滋長，中醫認為人體的生理變化和新陳代謝過程也會出現陽消陰長的過渡時期。因此，秋天養生必須注意收斂和保存體內之陽氣，即「養收」，舉凡精神意志、起居飲食、運動鍛煉，都應以「養收」為原則，具體方法在之前談論秋天養生課題已不時提出，故不再重複。

秋心為愁，雖然秋氣清爽，但秋風總是帶點蒼涼，容易令人有孤清的寂寞感覺。在情緒變化方面，中醫認為因秋與肺相應，肺的情緒變化為悲與憂，兩者皆易傷肺，肺氣虛弱又令人對外界環境的刺激較敏感，例如秋天開始出現的草枯葉落，花木凋零，昆蟲掙扎求存等景象，就容易令人產生那種蒼涼蕭煞和孤寂的感覺。記得小學語文課本中有一課描寫秋天的幾句：「秋風起，黃葉飛，黃葉黃葉，你飄到哪裏？你落在哪裏？」讀後即時在我腦海中，浮現出片片黃葉在空中飄浮不定，無依無靠的景象，幼小的心靈頓時感受到一種難以言喻的淒酸。後來年紀漸長，尤其是曾經隻身在異鄉生活過一段時期，聽到鄭少秋唱的《悲秋風》，那種客途秋恨，惆悵和落寞的情懷，更是揮之不去。

不過，人的情緒受外界環境影響的同時，亦可以憑個人的主觀意志把負面的因素轉變成正向的體會。筆者又記得中學時讀過一課由易家鉞寫秋的課文，名為《可愛的詩境》，文字太美了，我忍不住引述全文，與大家共享。

「多謝西風！

它把後園的桂花一齊吹放了。桐葉的飄零與黃花的憔悴，是詩人的形容詞。這裏只有花的芬芳，水的澄清，天的莊嚴而純潔，以及一切秋蟲的歌唱。

我曾徘徊池邊。我把秋波當做鏡子，照見了她嫣然一笑的朱顏，比甚麼花枝還美麗。那池中的游魚，兩兩三三，交頭接耳的過去了；戲水的白鵝，清影在波中浮耀，紅掌兒翻向青天，年輕的魚兒羞躲了。綠衣仙女似的翠鳥兒，嚶然一聲，彷彿報道晨妝才

健脾益氣湯（2人量）

材料：南蓍（五指毛桃）50克、黨參、石斛草及百合各30克、乳鴿1隻。

製法：將材料洗淨，乳鴿去皮毛及內臟後汆水，用10碗水用猛火煲滾後，改用細火煲2小時，調味即成。

功效：南蓍和黨參屬補氣藥，能健脾益氣，石斛草和百合屬補陰藥，能益胃生津以補充暑熱天氣耗散之陰津，諸品相配健脾益氣陰津生。

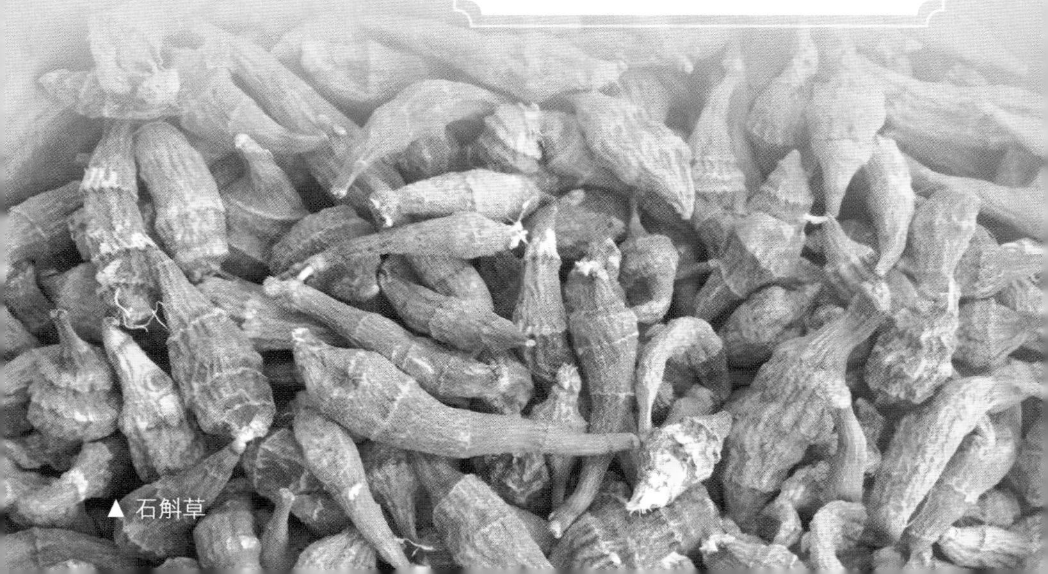

▲ 石斛草

了；白鷺有時飛到堤邊，靜悄悄的站着，恰似一個披蓑衣的釣叟。

我曾小立斷橋。天末彩霞，倒影池塘之中，一片紅光似火。我小立橋端，銷磨了幾度黯淡的黃昏，癡等新月的東升，驚醒了棲鴉之夢。垂楊倦了，桂花在隔院送香，黃橙添蓋了顏色，青藤橫撐了纖腰，天上的星兒搖搖欲墜。

我曾慢步登樓。郭外的山光，郊外的村莊，遍野的牛羊，淺水湖中，尚有殘荷點點：不是殘荷，彷彿是落花片片；莫不是荷花又重開了？哪裏是秋天！樹葉青青，有如春草之爭妍；雁兒陣陣，有如夏雲之飛翔。蒼煙渺渺，和着輕雲裊裊，是誰在那兒噓氣如蘭？望不斷的天邊，也許有蝶兒成雙的飛舞，也許有鶯兒歌唱，燕子裁衣。

在這些可愛的詩境中，平鋪了一幅絕妙的圖畫。我與她，變成了畫中的詩人，詩中的畫家，變成了燦爛的流霞，變成了團圞的明月，變成了並蒂的山花。」

這篇文字，把秋天一天中不同時段的景物，描寫成可愛的詩境，果真是畫中有詩，詩中有畫，那秋色簡直就是如詩如畫的仙境！

小貼士

前文論述了何謂秋乏，本篇會提出如何預防和改善秋困的方法，中國民間流行一個方法，就是「貼秋膘」。所謂「貼秋膘」就是「以肉貼膘」，即是吃肉補身的意思，真正的目的是為身體補氣，補能量。身體補好了，到秋天就不會那麼容易感到困乏。

立秋這天，中國很多地方都流行一個稱人的習俗（還記得立夏時有稱人的習俗，起源於三國時孟獲稱阿斗的故事），並將立秋的體重與立夏時的記錄比較。人們認為炎炎夏日，胃口不佳，清茶淡飯便算了，經過二三個月在夏天的節制，體重自然下降，所以秋風一起，胃口漸開，便想吃好一點，以追回夏天流失的營養和體重，補救的方法就是「貼秋膘」。北方人一般吃餃子和各式各樣的燉肉、烤肉、紅燒肉等；南方人則擅長煲湯水。總的目的就是要增加蛋白質和脂肪的攝入量，有補身的意義。

秋季為肺金當令，《黃帝內經》說：「肺主秋……肺欲收，急食酸以收之，用酸補之，辛瀉之。」酸味收斂肺氣兼補肺，辛味發散肺氣兼瀉肺，秋天宜收不宜散，故此要盡量少食薑（所以中醫有秋不食薑之說）、葱等辛味之品，適宜多食一點酸味蔬果。

此外，秋季燥氣當令，容易耗損津液，令人口乾舌燥唇焦，咽喉乾涸，痕癢欲咳，此即所謂「秋燥症」，故飲食應以滋陰潤肺為主，例如芝麻、糯米、蜂蜜、枇杷、百合、菠蘿等。

處暑

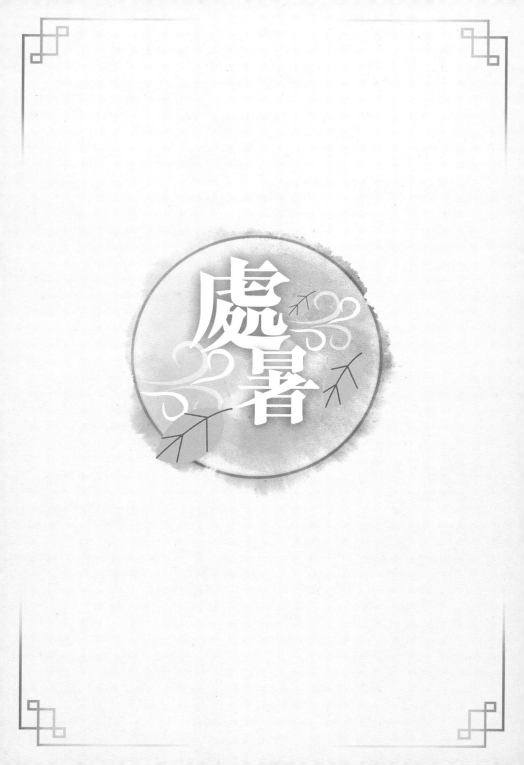

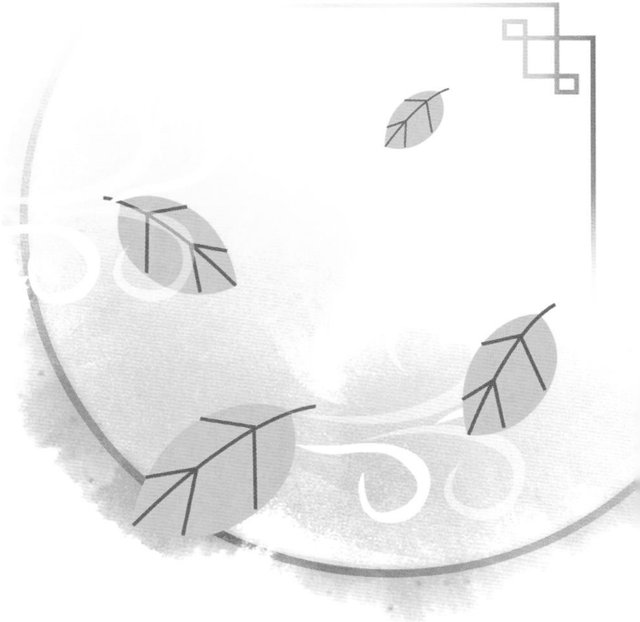

每年新曆的八月廿二、廿三或廿四日，當太陽移行至黃經150度時，便是處暑交節日。今年的處暑由新曆八月廿三日開始，至九月七日止，共十五日。「處」含有躲藏，終止的意思，「處暑」表示，炎熱的夏天結束了，暑氣至此亦將消失。《月令・七十二候集解》云：「七月中，處，止也，暑氣至此而止矣。」處暑後天氣才真的步入秋季的氣象。

處暑的三個候應分別為第一候的「鷹乃祭鳥」，第二候的「天地始肅」和第三候的「禾乃登」。記得霜降的第一候應是「豺乃祭獸」，豺狼把捕獲的獵物像祭物般先陳列，然後才食用；在雨水節氣中則有類似的「獺祭魚」作為候應之一；處暑時節，老鷹捕獲鳥類後，同樣把鳥殺死而不立即進食，猶如人一樣先供祀祖先天神，自己不敢一捕即食，故列為處暑第一候應。第二候應的「天地始肅」，表示一到處暑，草木開始枯黃，樹葉飄落，自然界一片蕭煞凋零的氣象。古時被判死刑的犯人，很多時都會等到「秋後處決」，據說就是為了順應秋季蕭煞之氣而執行死刑。這一概念亦曾令筆者誤會「處暑」就是把暑天處決了。第三候應中的「禾」是黍、稷、稻、粱等五穀類農作物的總稱，「登」即成熟了，意思是五穀成熟了，要收割了。

每年農曆七月十五日（處暑交節日前後），有一個重要的民間節日——「中元節」，亦稱「盂蘭盆節」、「盂蘭節」或「鬼節」。除了中元節，還有上元節和下元節，合稱「三元」。上元節在農曆正月十五日，亦即「元宵節」、「燈節」；下元節是在農曆十月十五日，又稱「下元水官節」，這天是上古治水英雄大禹的生日。大禹又稱「水官大帝」，相傳下元節當天他會下凡，為民間解厄舒困，因此民間在這天會準備祭品拜祭他，故此又稱「謝平安日」，有點像美國的「感恩節」。

再說回「中元節」，其起源有兩種說法。一說源於道教，《道經》云：「七月十五日，中元之日，地官校勾搜選眾人，分別善惡……於其日夜講誦是經。十方大聖，齊詠靈篇。囚徒餓鬼，當時解脫。」指出七月十五日為中元日，地官下臨凡間定人善惡，所以道觀設壇進行齋醮儀式以為眾生祈福。另一說法則源於佛經中「目連救母」故事：「有目連僧者，法力宏大，其母墮落餓鬼道中，食物入口，即化為烈火，飢苦太甚。目連無法解救母厄，於是求救於佛，為說盂蘭盆經，教於七月十五作盂蘭盆以救其母。」自此，農曆七月十五日便是佛教的「盂蘭盆節」，「盂蘭」是梵語「倒懸」（一種苦難）之意，而「盆」是漢語，指盛祭品的器皿；「盂蘭盆」是用竹搭成，高三至五尺的三腳架，在其上端掛上燈籠、金銀衣紙和可焚燒的物品，據說可以解脫祖先在地府受倒懸的苦難。相傳每年的七月十五日，鬼門關大開，放出被關押的鬼魂，讓其在陽間自由活動，一直到七月底才再把鬼門關關上，所有鬼魂要回歸地府。因此，民間便趁此期間，進行「燒衣」、放河燈、做法事招魂等活動，以慰死去的親人或超度亡魂，並祈求陽間消災解難，平安添福。時至今日，每到盂蘭節，便不時有民間社團組織「盂蘭勝會」，在社區搭起竹棚，進行法事、演戲和布施賑濟物品等。

健脾補腎湯（2人量）

材料：茯苓及巴戟天各30克、車前子（包煎）20克、通草10克、蜜棗3枚。

製法：將材料洗淨，用6碗水用猛火煲滾後，改用細火煲1小時。

功效：茯苓、車前子和通草為利水滲濕藥，茯苓健脾利水，並有安神作用，車前子清熱利尿，並能清肝明目，通草並有通乳作用，巴戟天溫腎陽、壯筋骨，諸品相配有健脾去濕，溫腎壯骨功效。

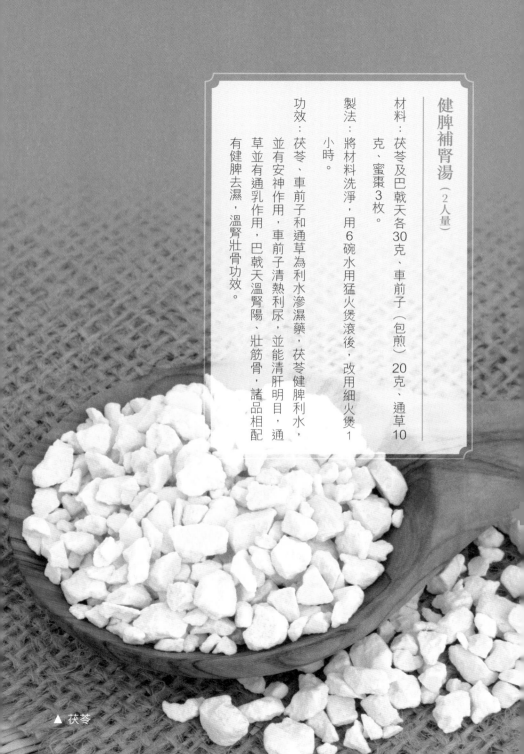

▲ 茯苓

小貼士

每屆處暑，雖然暑氣漸退，但夏天的濕氣還未完全消除，仍有可能纏綿於人體。濕性趨下，容易盤踞在人體的下焦，形成頑固的濕氣，每多引發身體下部的症狀，例如濕注下肢容易引起下肢水腫；濕注膀胱則可見小便淋濁；婦女濕注於帶脈則見帶下腥穢；濕濁直趨大腸則見洩瀉痢痢等病症；濕熱下注膀胱，會出現尿頻、尿急、小便刺痛等症狀；若注於下肢者，則發為瘡瘍而滲液、流膿等。

本篇介紹的湯水便有健脾補腎祛濕的目的，現在介紹一個祛濕穴位「水分穴」，供大家參考。

水分穴（任脈）

定位：仰卧位。在上腹部，前正中線上，當臍中上1寸。

方法：以大拇指按壓水分穴1分鐘，每天1至3次。

功效：通調水道，理氣止痛。有助舒緩水腫、小便不通、腹痛、洩瀉等。

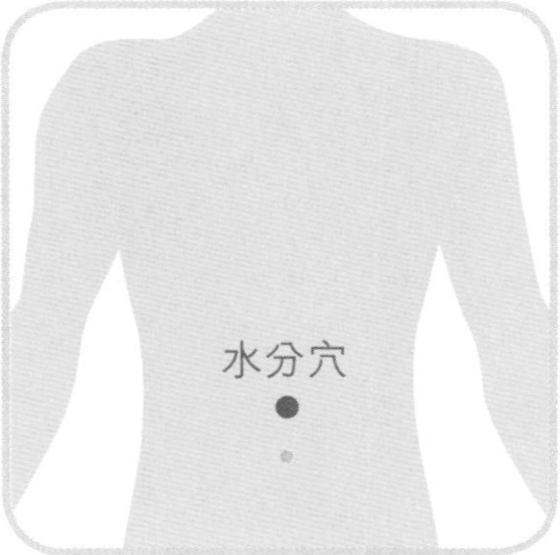

處暑時節，三伏天漸過，已是接近出伏的日子。此時一早一晚，陣陣涼風，吹在身上，令人有一種寫意的感覺。宋朝詩人蘇泂有一首寫處暑的詩，名為《長江二首》，詩云：「處暑無三日，新涼值萬金。白頭更世事，青草印禪心。放鶴婆娑舞，聽蛩斷續吟。極知仁者壽，未必海之深。」詩中意境反映天氣由暑熱轉為秋涼的清爽輕快，並通過融合事物的動態與人的心態，暗示秋天是陽氣收斂的季節，應該悠閒自得，避免勞神縱慾，損傷真氣。詩末指出人生也有涯，是否「仁者壽」也是未知之數。這詩令人讀後在心境上感到涼靜無躁，難怪詩人自己也讚嘆「新涼值萬金」。蘇泂生平事跡記載不多，僅從其詩集《冷然齋詩集》得知他曾任過短期朝官，亦曾隨陸游學寫詩，並與當時的詩詞名人辛棄疾、趙師秀等互有詩詞唱和。

由立秋到處暑，秋意漸濃，秋季的主氣為燥，稱為秋燥。秋天天氣清涼、收斂，空氣中水份減少，濕度降低，失卻濡潤的功能，因而令人有肅冷、乾燥的感覺。這時應適時補充水份，多食潤燥和潤肺之品，包括滋陰潤燥的沙參、玉竹、天冬、麥冬、百合、地黃、石斛、黃精、雪耳、雪梨、蜜糖等；潤肺化痰，止咳平喘的杏仁、川貝、枇杷果和葉等。

處暑節氣期間，適逢「鬼節」，除了民間流傳着「盂蘭勝會」外，還有一個習俗，就是「放河燈」，又稱「放水燈」、「放江燈」。河燈由荷花的花瓣製成，故又稱「荷花燈」。在中元節（農曆七月十五日）晚上，人們把點着的蠟燭或燈盞放在荷花上，然後再把荷花燈放在江、河、湖、海的水面上，任其隨水飄流，目的是為了普渡死在水中的水鬼和其他孤魂野鬼。人們相信荷花燈會替那些冤魂野鬼引路，讓他（她）們能通過奈何橋而有機會輪迴轉世。民國才女蕭紅在其《呼蘭河傳》中有一段描述放河燈的文字：「七月十五日是鬼節，死了的冤魂怨鬼，不得托生，纏綿在地獄裏非常苦，想托生，又找不着路。這一天若是有個死鬼托着一盞河燈，就得托生。」

至於放河燈的習俗源遠流長，《詩經》中已有人們在溱、洧兩水秉燭招魂續魄，執蘭除凶的記載，當時的人把燃點的燈放在鮮花上，然後再把燈置於船筏上，目的是紀念在水上作戰陣亡的將士。此一習俗經歷朝而不衰，時至今日，在台灣、福建、廣東等地的漁民仍流行放「彩船燈」，於中元節晚上，把小祭品點上蠟燭，放在由木板、竹、彩紙製成及掛上燈籠的小船上，再把小船放在水面上任其漂流，不過放船燈的目的已變為向海神祈求風調雨順，出海平安了。

三雪烏雞湯（2人量）

材料：雪耳50克、雪梨2個、百合30克、小烏雞（可用水鴨或乳鴿）1隻。

製法：將材料洗淨，雪耳浸發後除去未發開部份，雪梨削皮後去心切塊，梨皮留用同煲，烏雞去皮毛及內臟後氽水，用10碗水用猛火煲滾後，改用細火煲2小時，調味即成。

功效：雪耳、雪梨和百合均能生津潤燥，養陰潤肺，對應五行秋季養生以肺為主，配合滋陰養血之肉類滋陰潤燥之效更佳。

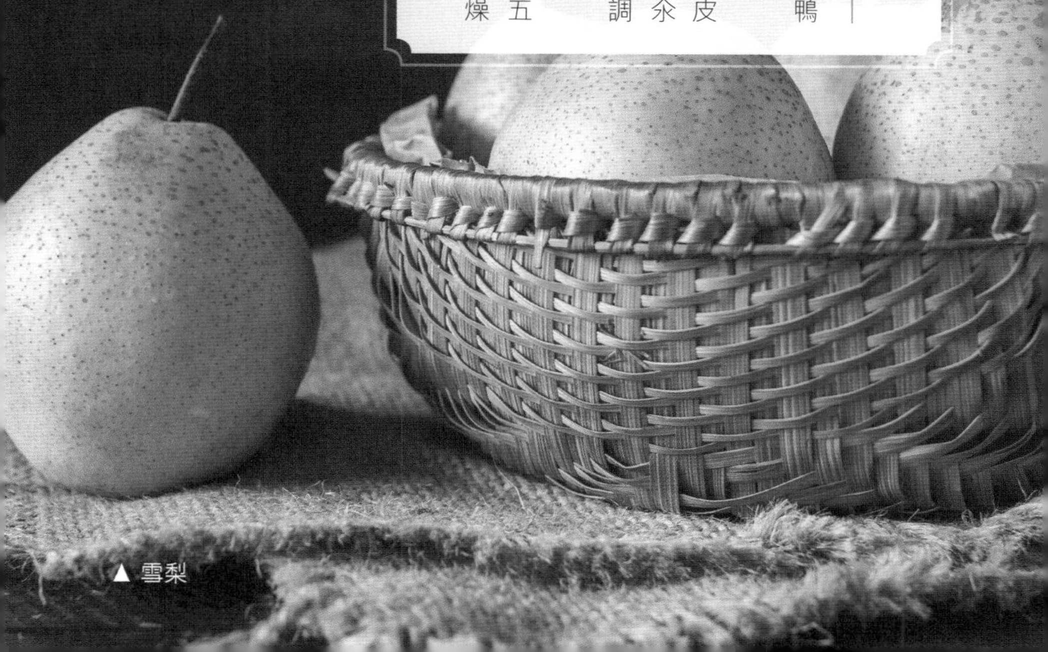

▲ 雪梨

小貼士

《黃帝內經》指出：「燥勝則乾。」如果外界環境太乾燥，乾燥的程度強烈到足以損人健康者即為燥邪。人體感受外界燥邪，由於燥性乾澀，即會耗損津液，出現「燥象」，症見口乾、鼻乾、唇乾、舌乾、咽乾口渴、皮膚乾燥，甚至皸裂、小便短黃、大便乾結，此為外燥。

前文介紹了一個消除長夏餘濕的穴位「水分」，本篇則介紹一個潤燥的穴位「廉泉」穴。

廉泉穴（任脈）

定位：舌骨體上緣（下巴底部）的中點處（男士喉核對上處）。

方法：以大拇指按壓1至2分鐘，每天2至3次。比較適合燥熱的人士按壓。

功效：調節涎流，利舌潤咽。

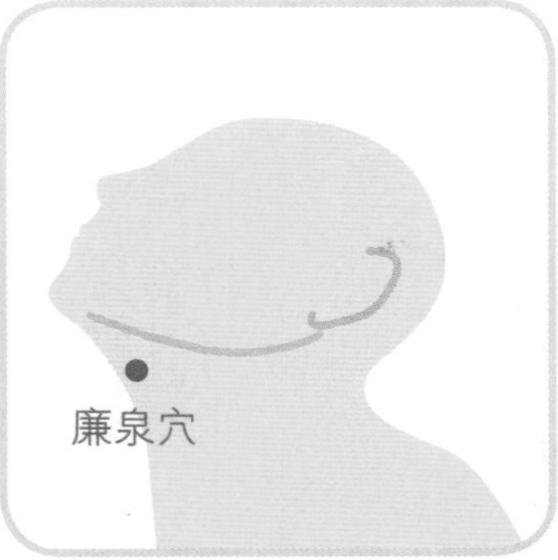

白露

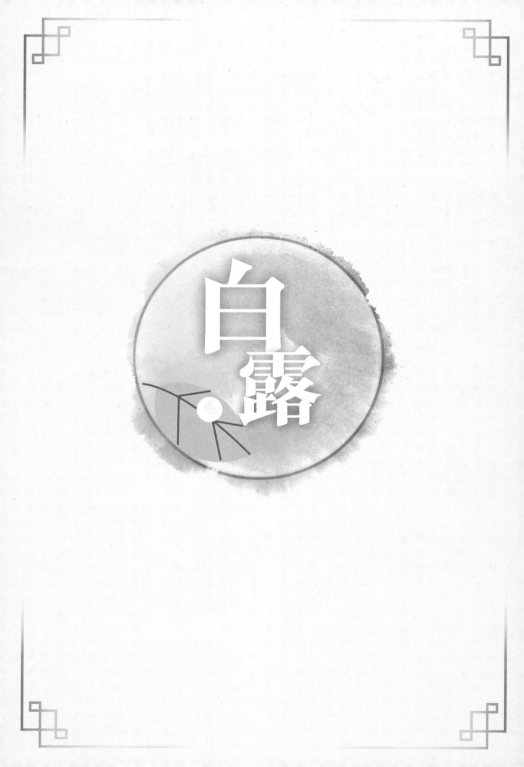

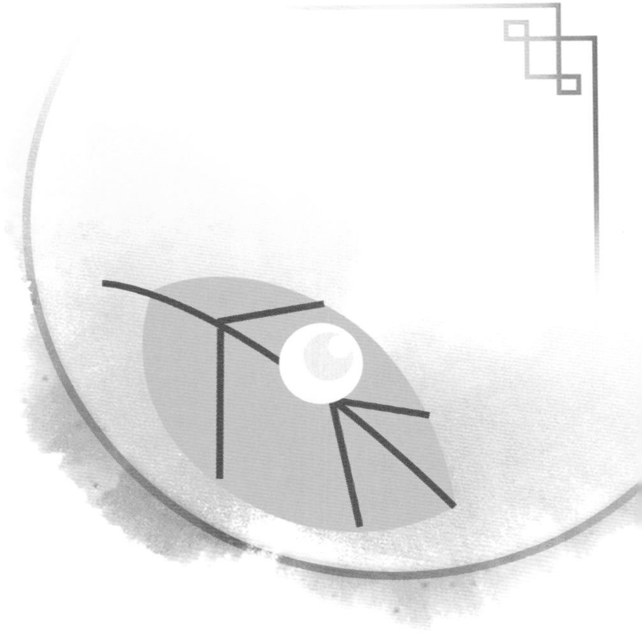

每年新曆九月七、八或九日，當太陽移行至黃經165度時，便是白露交節日。今年的白露由新曆九月八日開始到九月廿二日止，合共十五日。古人說：「一歲露從今夜白」，此時天氣亦越來越寒涼，露水漸濃。一清早，戶外遍野的草木和地面好像鋪了一層雪白的露珠似的，在晨曦照射下，閃閃發亮，這些就是晚上凝結了的露水，是白露節氣的自然現象，實際上是顯示天氣已經轉涼，晝夜溫差可達十多度。《月令・七十二候集解》云：「水土濕氣凝而為露，秋屬金，金白色，白者露之色，而氣始寒也。」《考緯經》則云：「處暑後十五日為白露，陰氣漸重，露凝而白也。」

古時白露的三個候應分別為第一候的「鴻雁

來」，第二候的「玄鳥歸」和第三候的「群鳥養羞」。鴻雁均為候鳥，鴻大雁小，熱歸塞北（所以雨水節氣的第二候為「雁北鄉」），寒則南下江南，故列為白露中的第一候應。第二候中的玄鳥即燕子，《月令・七十二候集解》：「玄鳥解見春分（春分初候，玄鳥至；燕來也），此時自北而往南遷也，燕乃南方之鳥，故曰歸。」古人見燕子在春分北上，秋分則南下，故在白露時見到燕子則曰「玄鳥歸」，即歸回南方避寒。第三候的「群鳥養羞」，羞為「珍饈百味」之「饈」，即指食物；《禮記》云：「養羞者，藏之以備冬月之養也。」意思是每年一到白露，鳥群開始儲藏過冬所需的食物。上述三候都反映白露天氣轉涼。

白露時節中國各地流行一種活動，就是鬥蟋蟀。蟋蟀又名蛐蛐、促織（古時農家女一聽到蟋蟀聲，便知秋至冬將臨，要趕緊織布過冬了）。蟋蟀卵在立秋後開始孵化成蟲，到白露則出土活動，此時正是捉蟋蟀、養蟋蟀和鬥蟋蟀的最佳時節。此種活動大概起源於唐朝，《負暄雜錄》云：「鬥蛩（蟋蟀）之戲，始於天寶。」，並且由宮廷內妃嬪開始，後來傳到民間，此後經歷朝歷代，仍然流行着。南宋時鬥蟀之風甚盛，文獻記載首都臨安（即今杭州）城內有不少賣蟋蟀和鬥蟀罐的專門店。明清兩代，鬥蟀玩意達到高峯，明《長安客話》記載：「京師人至七八月，家家皆養促織……瓦盆泥罐，遍市井皆是，不論男女老幼，皆引鬥以為樂。」甚至明朝皇帝朱瞻基亦下詔向民間徵召一千隻蟋蟀入宮，可見其盛。清《帝京歲時紀勝》記載：「都人好畜蟋蟀，秋日貯以精瓷盆盂，賭鬥角勝，有價值數十金者，以市易之。」北京城不少地方皆有鬥蟋場、養蟋、賣蟋的專戶，和記載鬥蟀的專書。記得數十年前，省港澳地區亦曾流行鬥蟋蟀的賭博遊戲，並且時有聽聞因鬥蟀而傾家蕩產的故事。

原來養蟀要用小罐，鬥蟋則要用大罐，部份於古代使用過的鬥蟀罐已成為珍貴的古董。至於用於打鬥的蟋蟀要選好勇鬥狠的雄蟋，並有嚴格的講究，首要把有「四病」的蟋蟀不要，所謂「四病」就是仰頭、捲鬚、練牙和踢腳。其次顏色也很重要，清《促織經》云：「蟲（指蟋蟀）之色，白不如黑，黑不如赤，赤不如黃」。符合了上述條件，還要選體型寬大修長，頭頸寬大，八足強壯者為佳。正式鬥蟋時，兩隻外表勢均力敵的蟋蟀被放進鬥盆內，跟着用鬚草撩撥雙方，引誘牠們展開格鬥，當然勝者為王。

桂圓麥冬粥（2人量）

材料：桂圓肉、麥冬及南杏各20克、糯米30克、雞蛋2隻。

製法：將材料洗淨，雞蛋煮熟後剝殼備用；用8碗水用猛火煲滾後，改用細火煲1小時，放入雞蛋再煲10分鐘即成。

功效：桂圓肉屬補血藥，能健脾養心、補血安神；麥冬屬補陰藥，能養陰潤肺、益胃生津；南杏能潤肺止咳；糯米能補中益氣、健脾養胃；雞蛋能滋陰養血。初秋天氣漸見乾燥，本食品能養陰潤肺，可補充暑熱及燥邪耗散的陰津。

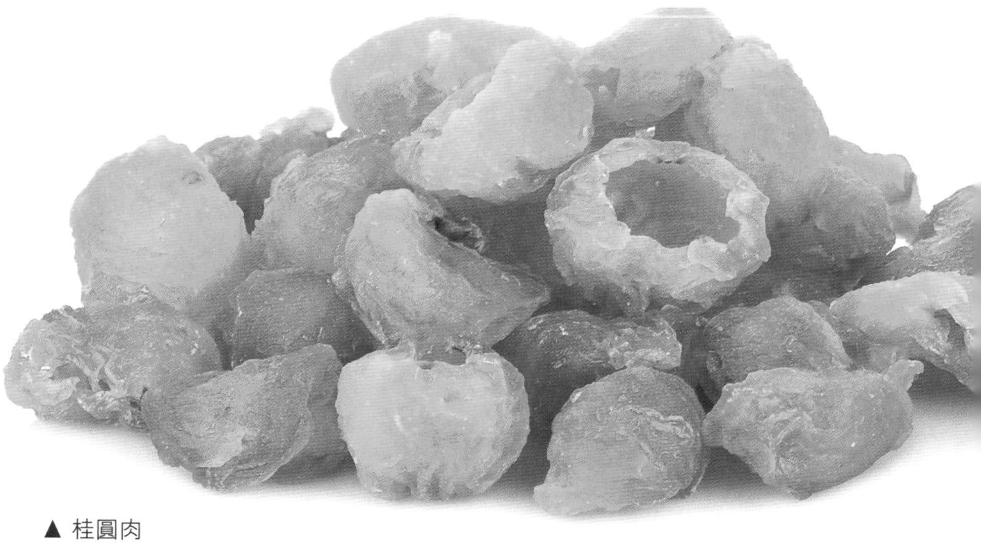

▲ 桂圓肉

小貼士

白露期間，中國有些地方流行吃龍眼的風俗，福州民間有句諺語：「白露必吃龍眼」，認為在白露，尤其是交節日當天吃龍眼會大補身體，所以每年白露時節，當地人會在早上喝龍眼粥。龍眼又稱桂圓，是中醫的補虛藥，其味甘，性溫，歸心、脾兩經，有補益心脾、養血安神、潤膚美顏等作用，臨床上多用之治療思慮過度、勞傷心脾、心悸怔忡、失眠健忘等問題，包括現代醫學之貧血、神經衰弱等。《本草綱目》云：「食以荔枝為貴，益智則龍眼為良，蓋荔枝性熱，而龍眼性和平也。」更云：「久服強魂聰明，輕身不老，通神明，開胃益脾。」很多人以為龍眼燥熱，其實比起荔枝，龍眼並不如荔枝般容易上火，不過仍不應過量，而且有濕盛中滿或有痰飲、痰火者忌服。

有云：「白露秋分夜，一夜冷一夜。」此時太陽南移，北半球受日照的時間變短，加上夏天的東、南風逐漸被秋天的西、北風取代，天氣較涼爽，天空雲層減少，晚上地面散熱較快，所以氣溫下降的速度也較快，造成晚上越來越涼，一早太陽未出來時亦然。不過，在華南的一些地區，尤其是東部，氣溫下降的同時，亦時有綿綿細雨，明顯反映出由夏過渡到秋的季節轉換特點。

總的而言，白露雖然表示秋天正式來臨，早、晚天氣清涼，但夏日的炎熱還未完全消退，尤其是日間當太陽高懸於萬里無雲的天空上，真是驕陽似火，仍然是「爭秋奪暑」的狀態，人們很容易受到溫熱外邪的侵襲；再加上天氣乾燥，燥邪亦會同時肆虐，兩邪相迫，便很容易造成「溫燥」證。《重訂通俗傷寒論・秋燥傷寒》云：「久晴無雨，秋陽以曝，感之者多病溫燥。」溫燥的症狀包括頭痛，身微熱、咽乾口渴、鼻乾、乾咳無痰或痰少難咯等。中醫臨床上治療溫燥有清代吳鞠通的名方桑杏湯，方用桑葉、北杏、北沙參、梔子皮、香豆豉、雪梨皮等，有輕散溫燥、潤肺止咳的作用。

其實秋燥致病，除了溫燥證外，還有涼燥證。若時近深秋，寒冬將至，秋風肅殺乾燥，結合近冬之寒氣，侵犯人體致病便成涼燥。其症狀包括輕微頭痛、惡寒、無汗、咽乾、咳嗽、痰稀、鼻塞等，中醫臨床上多採用吳鞠通的另一名方杏蘇散，方用蘇葉、北杏、法半夏、茯苓、橘皮、前胡、桔梗、枳殼、甘草、生薑、大棗，有輕散涼燥、化痰止咳的作用。筆者多年前曾在港台節目中討論過秋燥證，現再提出，一則以溫故知新，亦可給未聽過的聽眾認識。部份資料則節錄自筆者之前出版的《養生秘笈》。

白露時節，江蘇太湖一帶仍流行「祭禹王」的活動。禹王就是中國三王五帝時期中的大禹，是上古的治水英雄。約五千多年前，黃河雖然孕育了中華文化，但洪水經常氾濫，造成水患。相傳堯帝在位時，黃河有特大洪水，堯帝派鯀去治水。鯀就是大禹的父親，他花了九年的時間，只懂得獨步單方，一味用泥土堆砌堤壩圍水，結果時常發生缺堤事件，堤壩築得越高，缺堤所造成的災害越嚴重，九年下來，徒勞無功。

到堯帝禪讓帝位給舜後，他懲處了治水無方的鯀，把他流放到羽山至死，並改派鯀的兒子禹去治水。禹吸收了父親失敗的教訓，改用開、通、疏、鑿、引等方法把洪水疏導到大海，他帶同手下，登山涉水，風餐露宿，歷盡千辛萬苦，克服重重困難，廢寢忘餐地不斷奔波勞碌，經歷十三年，三過家門而不入，成為千古典範。大禹的妻子涂山氏，與禹結婚四天後，丈夫便受命離家赴任治水，禹臨走前吩咐妻子，若然懷孕而生下兒子便改名「啟」，以示他自己離家啟行去治水。後來涂山氏真的誕下男孩，生產時禹剛經過家門，聽到嬰兒哭聲，但他仍硬着心腸，並無入屋探望，不願為私事浪費一分光陰，由此可見他的確有超乎常人的偉大人格。經過十三年的努力，水患終於治好，人們尊他為「大禹」。

白露養生茶（1人量）

材料：白蘿蔔葉10克（或用白蘿蔔30克，亦可兩樣同用）、綠茶5克。

製法：將材料洗淨，白蘿蔔則把它切粒，用4碗水把白蘿蔔葉及白蘿蔔煮30分鐘，放入綠茶後收火焗5分鐘即成。

功效：蘿蔔葉與白蘿蔔煮熟後性溫，能化痰止咳、益胃潤肺，綠茶能生津止渴，清熱解毒；諸品相配能化痰止咳、養陰潤肺。

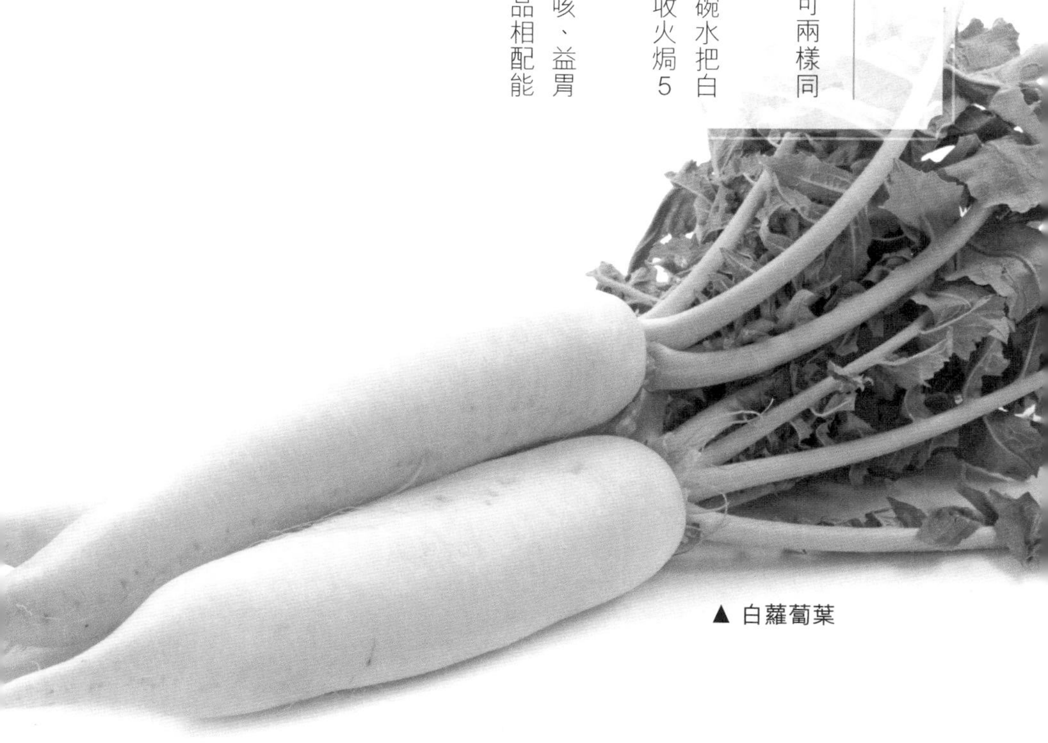

▲ 白蘿蔔葉

由於治水有功，舜帝禪讓帝位給他，成為統治各個部落的領袖。大禹晚年把帝位禪讓給伯益，但大禹死後，他兒子啟利用自己在夏氏部落的勢力，推翻伯益的統治，自立為王，終止了禪讓制度，並建立了中國第一個王朝——夏朝。

小貼士

有一句民間諺語說：「春茶苦，夏茶澀，要喝茶，秋白露。」白露茶亦即秋茶，茶樹經過炎熱的夏天，此時天氣漸涼，最適合它生長。白露茶不像春茶那樣鮮嫩味苦，也沒有夏茶那種苦澀味，卻有一種獨特的甘醇清香茶味，甚有品嘗價值。適合秋天飲的茶包括烏龍茶、武夷岩茶、鐵觀音、水仙、苦丁茶等綠茶。綠茶的好處不用多說，從中醫角度看，茶味甘苦，性涼，有清熱解毒、消食解膩、利尿排毒、清心明目、益智提神、清脂減肥的功效。不過，容易失眠的人不宜飲濃茶（尤其是臨睡前）；容易便秘的人亦忌飲茶；胃寒的人不宜飲綠茶，尤其是冷茶，有可能引起胃痛，《本草拾遺》云：「食之宜熱，冷則聚痰，久食令人瘦，使不睡。」還有，飲綠茶宜清淡，不宜太濃，否則害處多於好處。

秋分

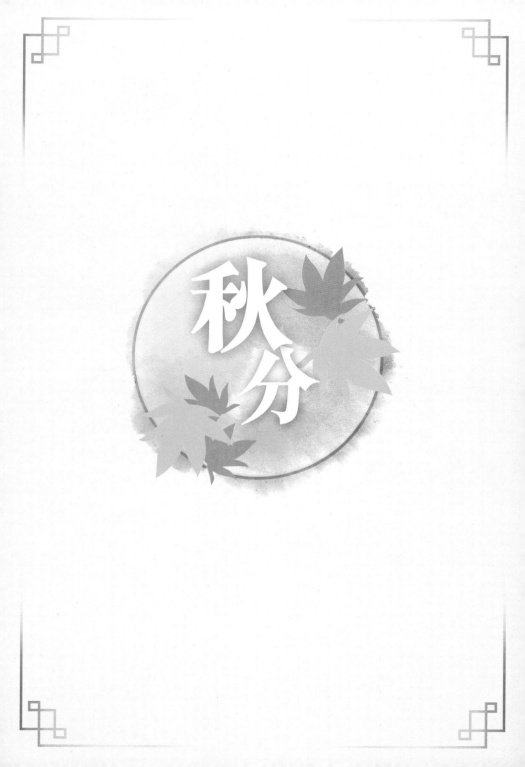

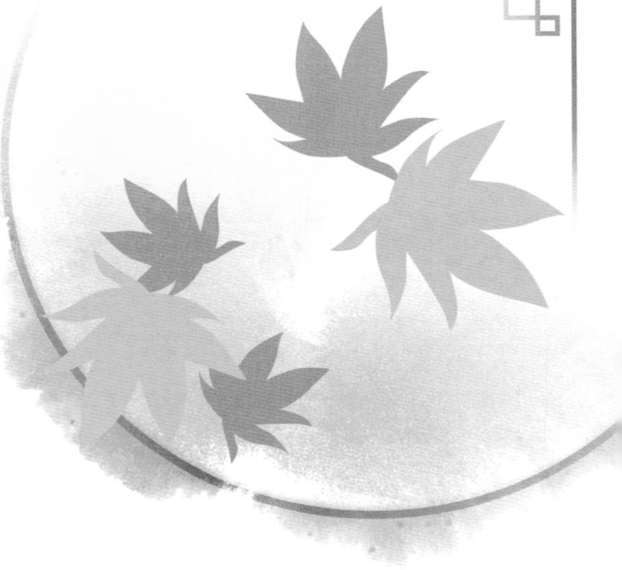

每年新曆九月廿二、廿三或廿四日，當太陽移行至黃經180度時（秋分點），便是秋分交節日，今年的秋分由九月二十三日開始至十月七日止，共十四日。秋分交節日這天太陽幾乎直射地球赤道，全球各地晝夜均等，即各為十二小時。如果按中國曆法計算，以立秋為秋季的開始，秋分交節日剛剛是秋季九十天的中間，平分了秋季。《月令・七十二候集解》云：「秋分，八月中，解見春分。」該書論及春分時云：「二月中，分者半也，此當九十日之半，故謂之分。秋同義。」《春秋繁露・陰陽出入上下篇》亦云：「秋分者，陰陽相半也，故晝夜均而寒暑平。」秋分過後，太陽直射點繼續由赤道向南移，北半球各地開始日漸短，夜漸長的時序，而南半球則相反。

秋分的三個候應分別為第一候的「雷始收聲」，第二候的「蟄蟲坯戶」和第三候的「水始涸」。秋分第一候的「雷始收聲」，剛好與春分的「雷乃發聲」相對應。古人曰：「雷，二月陽中發聲，八月陰中收聲。」認為陽氣盛則雷發聲，而秋分陽氣漸衰，陰氣漸盛，故「雷始收聲」。事實上天氣潮濕才容易產生雷電，但秋天天氣乾燥，難以行雷。第二候的蟄蟲即會藏伏土中冬眠的昆蟲，秋分後，一些昆蟲會貯存食物，準備過冬；坯，即細泥，昆蟲利用地下的細泥造一個作為冬眠的巢穴，留下一個小洞作為出入的孔道，到天氣寒冷時，則把洞堵塞，索性在巢中冬眠，故曰「蟄蟲坯戶」。第三候的「水始涸」是指秋分後降雨量減少，甚至無雨，令江河溪流的水位下降，出現乾涸的現象。

秋分期間，有一個傳統的節日，就是祭月節（不是中秋節）。根據史書記載，由周朝開始，就已經有春分祭日、夏至祭地、秋分祭月、冬至祭天的活動，由帝王主持。《明史・禮志三》云：「蓋天地至尊，故用其始而祭以二至。日月次天地，春分陽氣方永，秋分陰氣向長，故祭以二分，為得陰陽之義。」說明了春分祭日和秋分祭月的原因。《帝京歲時紀勝》亦云：「春分祭日，秋分祭月，乃國之大典，士民不得擅祀。」至明清兩朝，祭祀的場所分別為日壇、地壇、月壇和天壇，現在北京還有這些建築物，均為明代所建。其實除上述四壇外，還有第五壇，就是先農壇，是祭祀先農的場所。

古時祭月，是在黃昏時月出時舉行，故稱夕月。《太常記》云：「秋分祭夜明於夕月壇。」夜明即大放光明的月亮。中國傳統上有一個重要節日——中秋節，其起源有多種說法，不過一般認為是由祭月活動演化而來的。大家都知道每年的農曆八月十五日，除非天氣不佳，當天的月亮是最圓的。不過古時在秋分交節日當天祭月，未必一定是農曆八月十五日，因此亦未必是月圓之夜。事實上，每年的農曆十五日，有時仍是白露時節，有時在秋分；換句話說，中秋節的新曆日期，雖然集中在九月和十月，但年年遲早不一，例如近一百年間，最早的中秋節是在九月八日，分別是一九五七年和一九七六年；最遲則在十月八日，分別是一九一九年和一九三八年，遲早相差了一個月。二〇一九年的中秋節則在九月十三日，仍在白露節氣期間。基於上述原因，古人秋分祭月時未必見到圓月，大煞風景，於是索性把祭月儀式由秋分交節日改至農曆八月十五日，於是變成了中秋節。

潤燥湯（2人量）

材料：桑葉20克、枇杷葉（包煎）及北沙參各30克、雪梨2個。

製法：將材料洗淨，雪梨削皮後去心切塊，梨皮留用同煲，用6碗水用猛火煲滾後，改用細火煲45分鐘即成。

功效：桑葉及枇杷葉均能清肺熱，桑葉兼潤燥，枇杷葉兼止渴，雪梨能生津潤燥、養陰潤肺；諸品相配清燥潤肺，秋季養生以肺為主，以防燥邪傷肺。

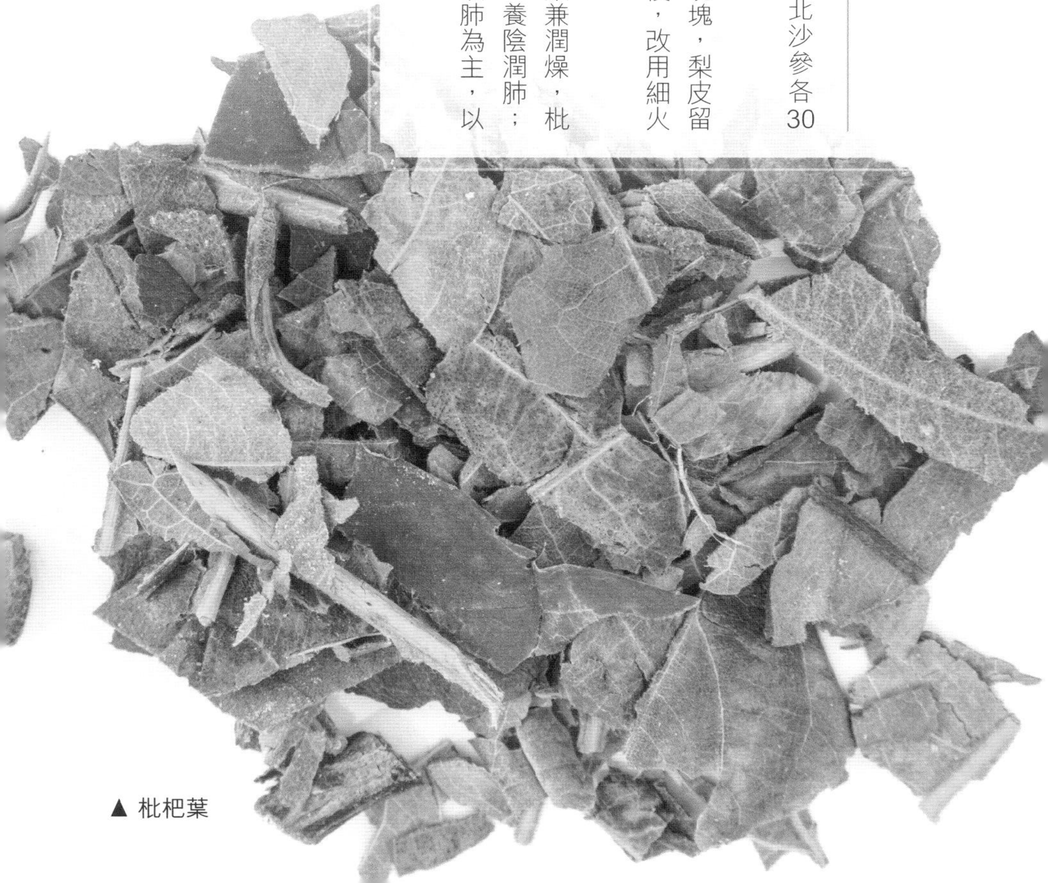

▲ 枇杷葉

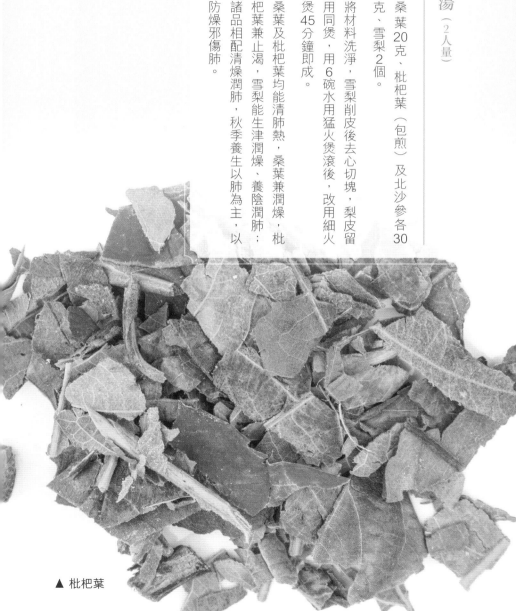

小貼士

秋天燥氣當令，陰液易耗損，故此容易引起身體出現燥象，最常見的是肺燥（包括溫燥和涼燥，上文已作介紹），腸燥和皮膚燥。腸燥津虧，則大便乾結難解，容易便秘；皮膚乾燥，甚至出現皸裂，尤其是嘴唇皮膚和黏膜。中醫潤燥的方法就是滋陰。其機理之一是增強副交感神經的興奮性和功能，增加腺體的分泌，令身體各部份的津液增多，從而潤燥。有滋陰潤燥功效的可食用的藥材有南及北沙參、玉竹、麥冬、百合、石斛、黃精等；方藥則有六味地黃丸、沙參麥冬湯等最為人熟悉，但最好請教專業人士，證實有腎陰虛證或燥證才可服用；食物方面，無花果、雪梨、銀耳（雪耳或白木耳）、水魚等均有滋陰、生津、潤燥的功效，特別是銀耳，堪稱平民燕窩。銀耳味甘淡，性平，有滋陰，潤肺、養胃、生津、益氣、補腦、強心的功效，可以調理／舒緩因肺燥引起的咳嗽（乾咳）、慢性胃炎、口氣、因血熱引起的出血、腸燥便秘（特別是老年便秘）、皮膚乾或有色斑、心悸失眠、盜汗等。不過患風寒咳嗽、痰多色白者忌食。

秋分保健養生的大原則，就是要遵守中醫養生智慧的大原則——陰陽平衡。這是因為時屆秋分「晝夜均而寒暑平」，中醫認為人與自然界相對應，人體的生理活動也要順應時節，到秋分時無論起居飲食、身體的寒熱溫涼，盡可能做到不過度，亦不差缺的平衡狀態，以應秋分之平均。其實平衡陰陽的養生原則，並非只在秋分遵行，一年四季的廿四節氣，亦應順應四時的變化而作出對應性的行為，具體方法已在不同節氣篇中提出，讀者可自行再閱讀以作參考。

筆者下筆時，中秋節已過，但仍想談談民間風俗在中秋節會做的五件事，作為養生之道。分別是偷冬瓜、拜月神、分月餅、品螃蟹和賞桂花。民間流行一種說法，就是中秋節吃了偷來的冬瓜對皮膚特別好，不會生痤瘡或出皮疹；如果把偷來的冬瓜送給婚後未有生育的人家吃，吃後便會生孩子，這叫「送子」。本篇湯水的主角之一便是冬瓜，稍後會介紹冬瓜的性味和功效。拜月神亦即祭月儀式，上一篇已作介紹。中秋吃月餅是指定動作，月餅名字最早見於南宋吳自牧的《夢粱錄》，初時僅作為點心餅食，後來漸漸與賞月結合一起，寓意人月兩團圓。有說月餅的起源在隋末唐初，據說唐軍將領裴寂於大業十三年八月十五日望見圓月而啟發了製造月餅的構思，並以之為軍糧分派軍中，從而解決了因大量隋軍投誠而引發之軍糧不足問題。每年的中秋時節，不論海蟹、河蟹

（尤其是大閘蟹）都成熟上市。蟹雖寒涼，亦有滋補作用（也是本篇湯水主角之一）。雖然一年中的其他時候都可以嘗蟹，但中秋吃蟹別有一番風味，尤其是與冬瓜一齊吃，因為冬瓜可解螃蟹的「發」性（蟹是皮膚發物之一，能引發或加劇皮膚疾患如濕疹、暗瘡等）。中秋賞桂花被認為是一件雅事，杭州有一個山谷長滿了桂花樹，成為景點叫「滿隴桂雨」，人們經過山谷，從樹下走過，花與花香如下雨般灑落在頭面上，確是賞心悅目。桂花又名九里香、木犀花，它的香氣有着中醫所說的芳香開竅作用，秋風把香氣送入口鼻，有通竅醒神的效果。桂花亦可入藥，或作為食品，製作糕點（桂花糕）、泡茶、桂花酒、桂花糖等，桂花還有醒酒的作用，本篇湯水主角之一也有桂花。

古時中國在秋分日有一個奉祀南極老人星的儀式，由皇帝親率文武百官到城南郊外迎接南極星。南極星又稱南候星、老人星、南極老人或南極仙翁，被視為是祥瑞之星。由於中國位於北半球，故此每年秋分以後才能觀看到南極星，直至春分，就消失了。古時農民從經驗得知，如果在秋分能見到南極星，就意味天朗氣清，有利收割農作物，所以南極星一現身，便受到膜拜，而且由君王主持儀式。《通典・禮四》記載：「周制，秋分日享壽星於南郊。」《史記・天官書》云：「南極老人見，治安；常以秋分時，候

冬瓜蟹肉羹（2人量）

材料：冬瓜300克、花蟹1隻（約250克）、桂花5克、雞蛋1隻（代表月餅之蛋黃）。

製法：將材料洗淨，花蟹蒸熟後拆肉，冬瓜蒸熟後去瓤及皮，用湯匙壓成蓉，雞蛋打成漿；把冬瓜瓤及皮、花蟹殼加薑2片，用5碗水煮15分鐘，濾出湯液，以湯液翻煲冬瓜蓉10分鐘，加入花蟹肉、桂花及蛋漿攪拌熄火，加少許鹽調味即成。

功效：冬瓜及花蟹均性寒涼，冬瓜能清熱祛暑，花蟹能益陰補髓、清熱利濕，兩者相配清熱祛暑力佳，桂花性溫能制約前兩者之寒性，雞蛋能滋陰養血；諸品相配清熱祛暑，滋陰養血。

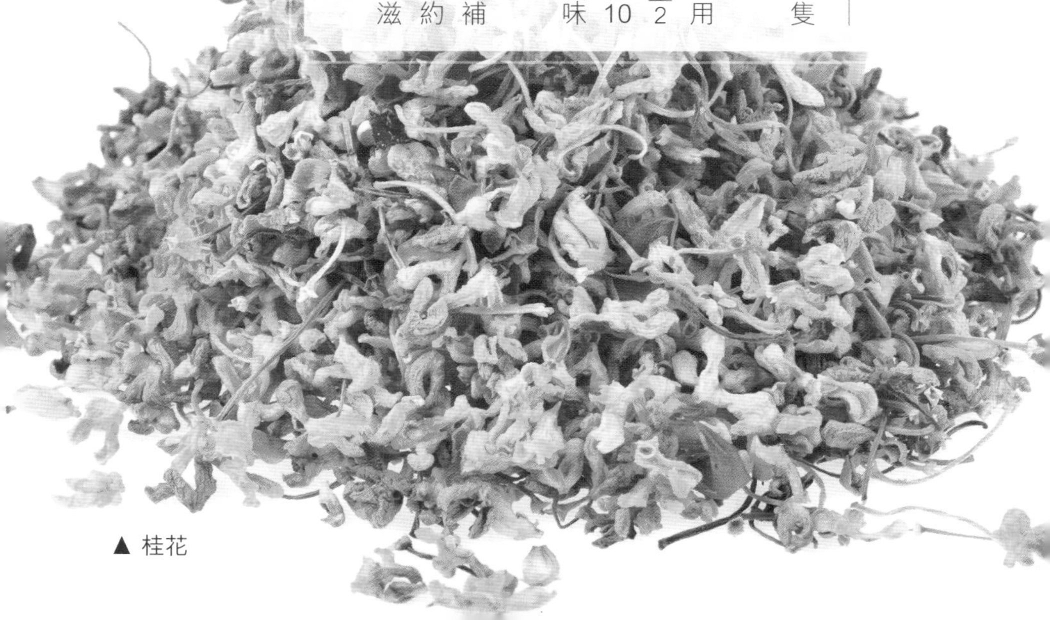

▲ 桂花

之於南郊。」《史記・封禪書》云：「見（南極星）則天下理安，故祠之，以祈福壽。」東漢以後，這種儀式被朝廷列為國家祭典。

為甚麼南極星會和長壽扯上關係呢？原來民間傳説，壽星公就是南極仙翁，長得前額特大，面相慈祥，和藹可親，是一位心地善良的老神仙。其實，文獻記載的壽星是指二十八星宿中的角和亢，《爾雅・釋天》云：「壽星，角、亢也。」東晉文學家和方術大師郭璞註解釋曰：「數起角亢，列宿之長，故曰壽。」意指角、亢在眾多星宿中是老大，故稱之為壽星。一直以來，由於流傳着祭祀南極星的習俗，人們漸漸把其神化，成為代表長壽的壽星公。

寒露

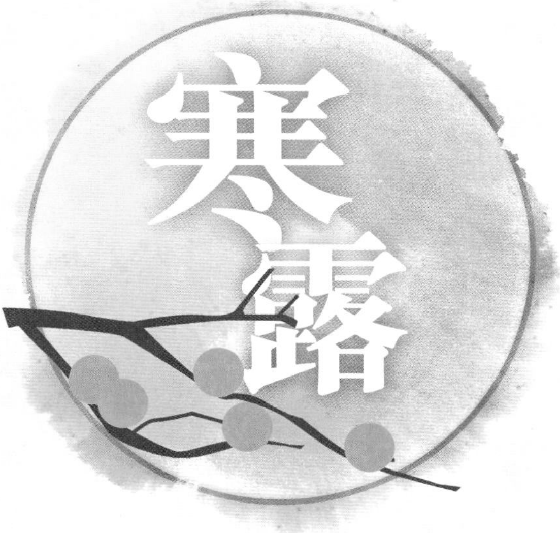

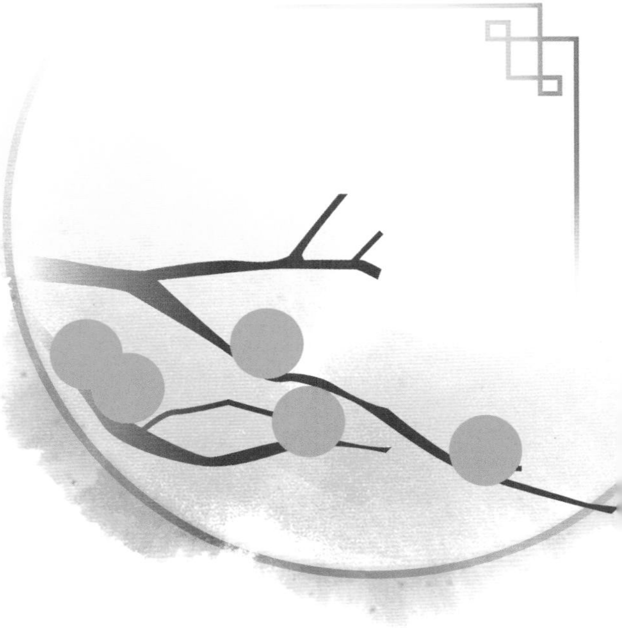

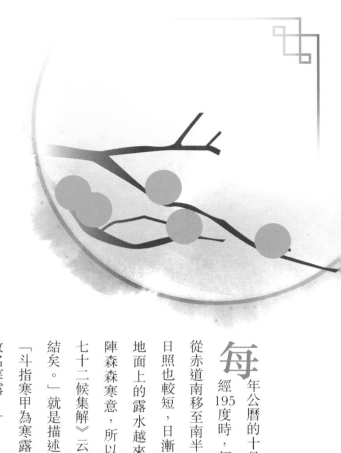

每年公曆的十月八日或九日，太陽移行至黃經195度時，便是寒露。寒露時太陽直射點從赤道南移至南半球，北半球的氣溫持續下降，日照也較短，日漸短，夜漸長。由於天氣漸涼，地面上的露水越來越多，並且較冰冷，透發陣陣森森寒意，所以有「寒露」之稱。《月令・七十二候集解》云：「九月節，露氣寒冷，將凝結矣。」就是描述寒露的現象。古代史書亦云：「斗指寒甲為寒露，斯時露寒而冷，將欲凝結，故名寒露。」

中國古代將寒露分為三候：第一候為「鴻雁來賓」，是描述寒露時雁群在天空中排成一字或人字形由北向南遷徙過冬的情況；第二候為「雀入大水為蛤」，描述寒露時深秋天寒，天空上雀鳥消失了，原因是飛到海邊或乾枯了的河床上跳來跳去覓食，遠看好像是海邊出現了很多蛤蜊，又由於蛤蜊貝殼的顏色和條紋與雀鳥相近，所以更有人以為蛤蜊是由雀鳥變成的；第三候是「菊有黃華」，是指寒露時黃色菊花開放，彷彿有點像電影「滿城盡帶黃金甲」的一番氣象。

現在已經踏入深秋，秋天天氣漸趨寒涼，日漸短，夜漸長；秋風吹起，草枯葉落，一些昆蟲消失或減少活動，種種景象，都令人有蒼涼肅殺的感覺，因而很容易引起一些人的悲憂和愁思。秋天與肺系相應，肺在志為憂，意即悲憂的情緒變化容易引起肺功能的失調，所以有「愁憂者，氣閉塞而不行」和「悲則氣消」之說，這就是「悲傷肺」的實質意義。所以《黃帝內經》指出：「使志安寧，以緩秋刑，收斂神氣，使秋氣平；無外其志，使肺氣清，此秋氣之應，養收之道也。」說明秋季養生之道之一，就是要調控情志，重點在培養樂觀情緒。

每年的農曆九月初九重陽節，都是在寒露節氣當中。自古以來，重陽節有一個重要的習俗，就是登高。相信大家對王維的《九月九日憶山東兄弟》詩都耳熟能詳，詩云：「獨在異鄉為異客，每逢佳節倍思親。遙知兄弟登高處，遍插茱萸少一人。」重九登高雖然金風送爽，但如心繫故人，莫説是孤身獨處異鄉，就算身處家鄉，卻要掛念在那遙遠的地方的至愛親朋，心中仍難免有陣陣愁思。

關於重陽節登高的起源，相信不少人唸中學時都讀過桓景在農曆九月初九帶領家人上山避災的故事，原來這故事背後還有一個古老的神怪傳説，出自南朝梁人吳均之的《續齊諧記》。相傳在東漢時期，汝南縣附近的汝河出現一隻瘟魔，令河兩岸不少百姓患病和死亡，連桓景的父母也不能幸免。桓景悲痛之餘決心為民除害，他上山尋仙學道，終於找到一位法力無邊的神仙費長房。神仙有感其誠，答允授他降魔法術。桓景廢寢忘餐，努力不懈地苦練劍術和法術。過了幾個月，有一天，桓景正練劍，費長房告訴他瘟魔將於農曆九月九日四出作惡，並着桓景趕快下山收拾瘟魔，為民除害，臨別前還送了一包茱萸葉，一埕菊花酒給他，作為辟邪之用。桓景背繫降妖劍和包袱，乘着仙鶴飛回汝南。

桓景回到汝南，召集鄉親父老，吩咐大家於九月九日清晨，帶同家中老少，隨他登上一座高山。登山前並向每人分派一片茱萸葉插在頭上（亦有説是把茱萸葉放入布袋內繫於臂上），和一盅菊花酒，以作辟邪之用。中午時分，瘟魔果然在汝河中興風作浪，

雙花安神飲（1人量）

材料：杭菊花5克、玫瑰花5克、杞子6克、黨參10克。

製法：將材料略沖洗，先將黨參用清水3碗煎20分鐘，收火後加入其餘材料焗10分鐘即成，隨後可以加滾水泡焗服，飲至味淡為止。

功效：杭菊花性微寒味甘苦，能疏散風熱，平抑肝陽；玫瑰花性微溫味甘、微苦，能舒肝解鬱，和血調經；杞子性平味甘，能補腎益精，養肝明目；黨參性平味甘，能健脾補肺，益氣養血，生津止渴。本飲品具舒肝解鬱，益氣養血功效。

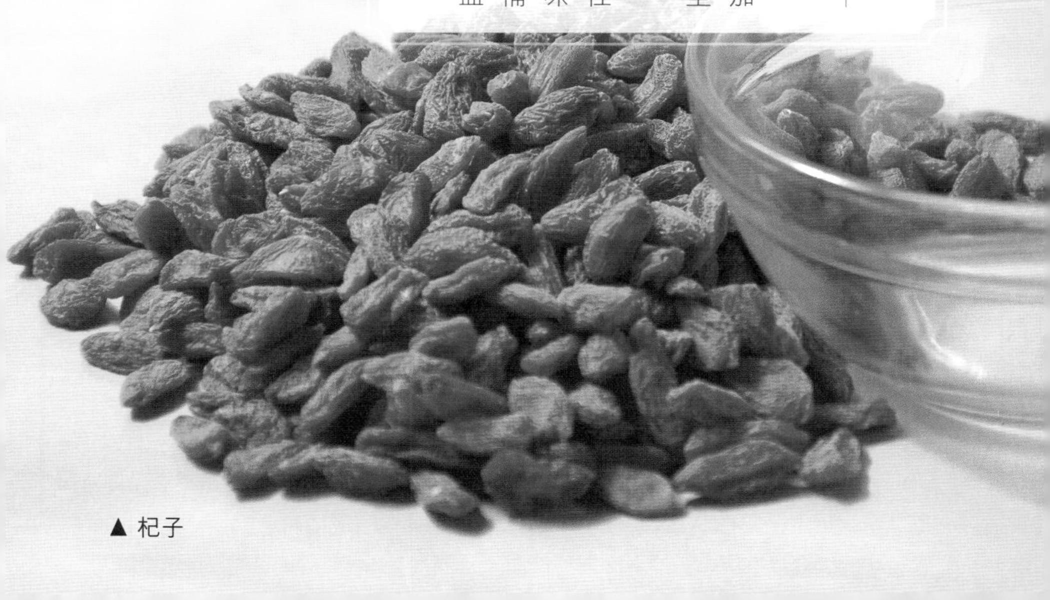

▲ 杞子

並且登岸追趕正在登山的鄉民。當牠追到山下，突然被菊花酒和茱萸葉的香味震懾住，不敢追上山，此時桓景卻手持降妖劍，趕下山來，與瘟魔交手，不出數回合，便把牠刺死了。從此，汝河兩岸的百姓不再受瘟魔摧殘，人們為了紀念桓景的勇敢和無私，在每年的九月九日紛紛插上茱萸葉，帶同菊花酒登高，慢慢演變成重陽登高的習俗。

再回味王維的詩：一名異鄉孤客，於重九日遙念家鄉兄弟登高分派茱萸葉時，獨少了自己的份兒，試問那滋味是如何難受呢？

小貼士

寒露時日間天氣正值秋高氣爽，是進行各種運動鍛煉身體的好時機，行山是不錯的選擇。登高遠足，在山野間一面迎風而上，一面享受秋色美景，實在是一件賞心樂事，除了可鍛煉身體外，更能舒暢胸懷，讓秋風把煩惱帶走。如果與三數知己同行，路上有說有笑，大家交換生活情趣，或工作心得，或吐苦水，更是難得的舒發個人情緒、朋友間互相扶持和學習的好機會，正是一舉數得！筆者本身還有一個樂趣，每愛在行山時帶同平時的讀書筆記或心得，主要是中醫的方歌之類的資料，在適當的時間，邊行邊在心中背誦。近年有了智能電話更為方便，所有相關資料，都儲存於電話內，遇有忘記之處，即時翻看，便再存入腦海，彷彿大自然的景色，與背誦的資料相呼應，頗有「天人合一」的感受。

前文介紹了寒露的起源和意義，及寒露三候，本篇集中討論寒露這個節氣中的養生方法。有一點要補充的是，古時有關廿四節氣的起源和物候等描述，主要是反映黃河流域的氣候特點和農耕活動。

我國氣候變化，自「白露」後，北方冷空氣逐漸南下，大部份的地區天氣漸漸由熱轉寒。過了「秋分」，便是寒露，已是深秋時分。在香港，雖然盛夏餘熱尚未完全消退，日間秋陽肆虐（故有「秋老虎」之稱），氣溫仍然高企，正所謂「爭秋奪暑」，不過一早一晚，瑟瑟秋風挾着一股寒氣，令氣溫下降，所以這時天文台報告天氣時常會聽到「早晚溫差較大」這一句話。此時養生保健要順應自然界的變化，《管子》云：「秋者陰氣始下，故萬物收。」寒露時天氣變冷，正是人體陽氣收斂，陰精潛藏之時，以符合「秋冬養陰」的養生理論。因此，寒露養生無論在起居、飲食、運動、情志方面，都不應違背此「養收」原則。

寒露期間早晚風大，由本來酷熱天氣變為漸涼，對人體刺激首當其衝者為皮膚，誘發其微循環異常收縮及舒張，令身體的衛外能力急劇下降，外邪（如細菌、病毒）等便會乘虛而入，加上乾燥而寒冷的空氣會令感冒病毒及各種病原體的致病能力增強。所以應適時增衣保暖，否則易患傷風感冒、各種病原體感染及引發哮喘等呼吸道疾病，尤其是體弱的長者、長期慢性病患者和兒童更要注意。另一方面，日間太陽高照，溫度回升，又應「見熱脱衣」，以適應環境的變化。此外，寒露期間天氣由熱變涼，一般人添衣時應慢慢增加，好讓身體接受「秋凍」的鍛煉，即是逐漸鍛煉身體的抗寒能力。

秋天天氣還有一個特點，就是乾燥，稱為秋燥。空氣除了清涼外，水份亦減少，濕度降低，失卻濡潤的功能。如果天氣相對濕度太低（如寒露時天氣報告時常顯示相對濕度低至百分之四十至五十，有時更降低至百分之四十以下），秋燥即成為可以致病的燥邪。人體感受燥邪，會耗損津液，出現「燥象」，口、鼻、唇、舌、咽喉、皮膚等有乾燥感，或見乾咳少痰、唇焦膚裂、小便短赤、大便乾結等。此時養生重點是養陰防燥，潤肺益胃，飲食調養亦應按此原則，可適當進食沙參、玉竹、百合、蜜糖、枇杷、雪梨、核桃、雪耳、芝麻等食物。

在起居作息方面，《黃帝內經》提出一些調養原則，如「早臥早起，與雞俱興。」由於秋季氣溫漸降，尤其是寒露、霜降的深秋時分，人體未必能完全適應天氣的變化，故應早臥，一方面可減少夜間受涼的機會，同時亦應秋冬陽氣收斂的養生原則，以免晚上因遲睡或過多的活動令陽氣過度損失；早起則有利肺氣舒展，亦可防止陽氣收之太速太過。

寒露期間適逢重陽節，自古以來，人們都趁秋高氣爽，登高享受秋天美景。事實上，登高是一種有益的戶外活動，它的好處在上一篇已提及。如果能夠培養全年都有行山登高的習慣，更是一項不錯的體育活動。至於精神調養方面，之前已曾討論，總之秋季首要培養樂觀情緒，以免被秋天肅殺之氣影響心情。

小貼士

寒露三候之一「菊有黃華」描述了秋菊開的情況。很多人喜歡飲菊花茶，菊花品種十分多，多以產地命名，例如滁菊（產於滁縣）、徽菊、德菊等，而最為香港人熟悉者莫過於杭菊。有兩種，一為杭黃菊，又名黃甘菊；一為杭白菊，又名白茶菊、白甘菊，以杭白菊較佳，因其味甘而香氣濃。菊花可入藥，屬辛涼解表藥，其味甘苦，性涼，有養肝明目，疏風清熱的作用。《本草綱目拾遺》云：「黃茶菊：明目祛風，搜肝氣，治頭暈目眩，益血潤容，入血分；白茶菊：通肺氣，止咳逆，清三焦鬱火，療肌熱，入氣分。」《藥品化義》云：「肺氣虛須用白甘菊，清肺熱須用黃甘菊。」菊花又可舒緩高血壓病人頭痛，眩暈的症狀，南北朝・陶弘景云：「白菊，主風眩。」

在這裏介紹一款簡單的解表（外感）菊花茶。如遇風熱外感初起，症見微熱，咽喉乾涸欲痛，鼻乾、口腔烘熱、目赤有眼膠等，可用黃杭菊十克、桑葉十克、薄荷五克，用一碗水煎約十分鐘，溫服，連飲兩、三次，或可舒緩症狀，令感冒不再發展下去。如未見效，最好求醫。

二地潤膚湯（2人量）

材料：生、熟地各20克、天冬及麥冬各15克、北蓍30克。

製法：將材料洗淨，加清水8碗煎1小時即成。

功效：生地性寒味甘苦，能清熱涼血，生津；熟地性微溫味甘，能補血，滋陰；天冬性寒味甘苦，潤肺止咳，養陰生津；麥冬性微寒味甘，微苦，能清心潤肺，養胃生津；北蓍性微溫味甘，能補氣升陽，固表止汗，托瘡生肌，利水退腫。本湯具清心潤肺，養陰生津功效。

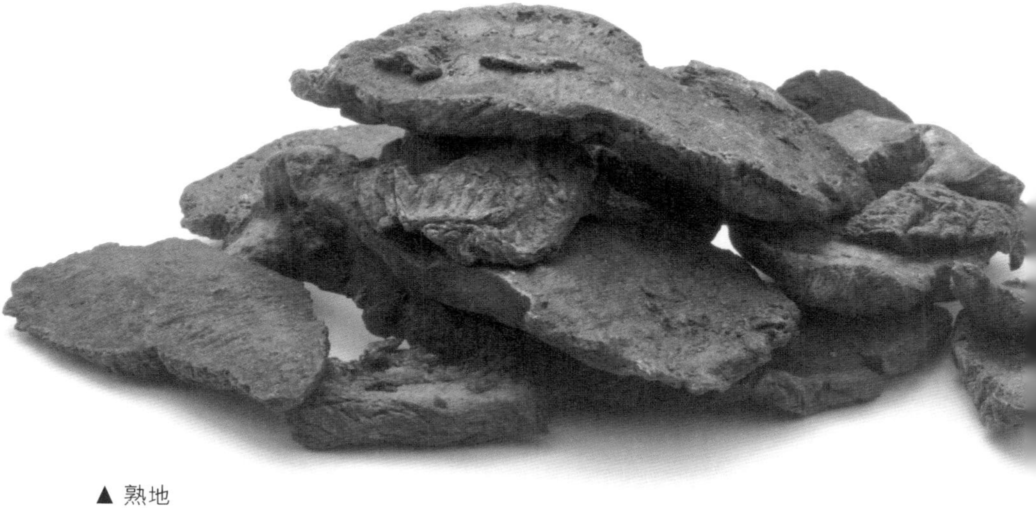

▲ 熟地

霜降

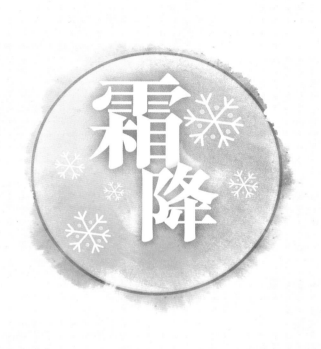

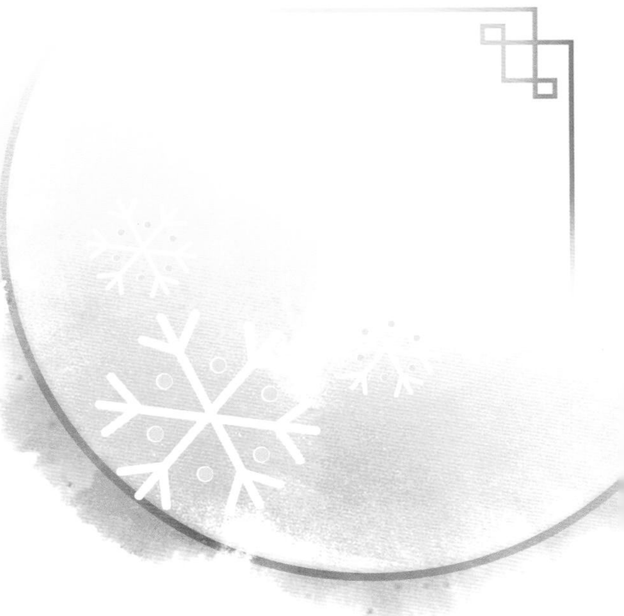

秋季最後一個節氣便是霜降。每年公曆十月廿三或廿四日，當太陽移行至黃經210度時，便是霜降。今年的霜降交節日正是十月廿三日，如果以此開始計算，直至十一月六日仍是霜降。霜降時，天氣比寒露更冷，初霜出現，《月令・七十二候集解》云：「九月中，氣肅而凝露結為霜矣。」古籍《二十四節氣解》亦云：「氣肅而霜降，陰始凝也。」此時黃河流域一帶已出現白霜，樹葉枯黃凋落，雖然晚秋未過，但已意味着冬天快要來臨。

和寒露一樣，霜降亦有三候（即三種物候的候應）：初候「豺乃祭獸」；二候「草木黃落」；三候「蟄蟲咸俯」。在第一候中，豺是一種野獸，牠有一個習慣，就是把捕捉到的獵物先排列出來，好像是先拜祭天地，然後逐一吃掉；第二候「草木黃落」，是指大地上的野草樹木都枯黃落葉了；第三候「蟄蟲咸俯」，是指小昆蟲都躲進洞內冬眠，垂頭不食的樣子。

霜降出現的第一次霜稱為「早霜」、「初霜」，或「菊花霜」，此時菊花仍盛開。人們肉眼看到的霜叫「白霜」，「白霜」出現，表示農作物可能遭受冷凍，這現象稱為「霜凍」，是指氣溫突然下降，地表溫度驟降到零度以下，造成一種較為常見的農業氣象災害。

霜降時節，天氣更為寒冷，這時如果不注意保暖，身體便容易受到冷空氣的刺激，令調節內臟活動的植物神經系統功能紊亂，特別是腸胃的蠕動會變得異常。另一方面，由於天氣轉冷，人們食慾增加，特別是一些人此時喜歡進食火鍋（打邊爐）或燒烤，常常一次過進食過量的動物蛋白質和脂肪，或熱量過高的食物，甚至溫度偏高（大於六十度攝氏）的食物，便會對食道和胃腸黏膜造成刺激和損害，有可能引發消化道潰瘍及胃癌前病變，所以霜降期間，要小心飲食，避免大量進食對胃腸黏膜刺激過度的食物。話得說回來，民間諺語有云：「補冬不如補霜降」，「霜降進補，來年打虎」等，說明霜降是進補的好時機。但中醫認為「春要升補，夏要清補，長夏要淡補，秋要平補，冬要溫補。」霜降仍屬秋天，故應以平補為原則，切忌大補峻補，之前提到適宜於秋天的食材和藥材，例如滋陰生津潤燥之品，均可選用。

霜降開始後，還有一個很普遍的問題會影響健康，特別是長者，就是關節疼痛，尤其是膝關節，因為膝關節是人體活動最多的關節，軟骨及半月板很易磨損。加上天氣越來越冷，膝關節及其附近的肌腱、韌帶血液供應減少，加重血液循環的不暢順，結果不通則痛，往往使疼痛加劇，故此必須注意保暖，運動不要過量，並要盡量減少膝關節的負荷。

霜降時節，菊花盛開，特別是黃色的菊花，又稱黃花，自寒露開始即有「菊有黃華」之候。千古以來，不少文人雅士都對菊花情有獨鍾，因此流傳於霜降之際，有賞菊的雅興。《紅樓夢》中林黛玉有兩句詩：「一自陶令評章後，千古高風說至今。」道出了菊花在中國文人雅士心目中的地位。晉陶淵明獨愛菊，他曾賦詩詠菊：「芳菊開林耀，青松冠岩列。懷此貞秀姿，卓為霜下傑。」指出秋菊清儒高雅，有抵霜耐寒之氣概，樹立堅貞傲岸之情操，難怪陶淵明常以菊明志。他亦曾藉詠菊表達自己對退隱歸田

杜仲壯骨湯（2人量）

材料：杜仲、絲瓜絡各30克、南蓍60克、田七10克、蜜棗5枚、豬脊骨200克。

製法：將材料洗淨，豬脊骨汆水，加清水10碗用猛火煲滾，改小火煲2小時調味即成。

功效：杜仲性溫味甘，能補益肝腎，強壯筋骨，安胎止血；絲瓜絡性平味甘，能祛風通絡；南蓍（五指毛桃）性微溫味辛甘，能健脾化濕，行氣止痛，除痰止咳，其藥性緩和，補而不燥；田七（三七）性溫味甘、微苦，能祛瘀止血，活血止痛；蜜棗性平味甘，能補益脾胃，潤肺除痰，滋養陰血，養心安神，緩和藥性；豬脊骨性微溫味甘，能滋補腎陰，填補精髓。本湯具補益肝腎，強壯筋骨，祛風通絡功效。

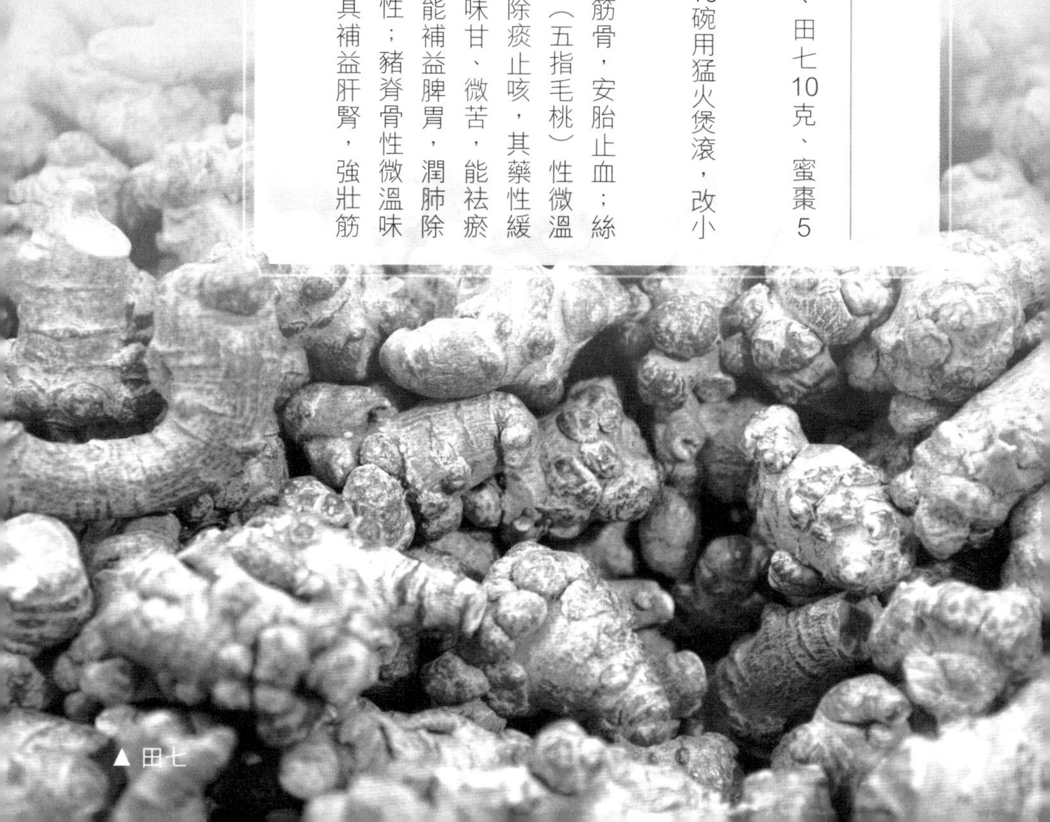

▲ 田七

生活的悠然自得，恬淡平靜的心態。他的《飲酒》中有兩句詩：「採菊東籬下，悠然見南山。」傳誦千古。很多人說，秋心為愁，就連蘇東坡也有詩句云：「我醉欲眠君甘休，已教從事到青州。鬢霜饒我三千丈，詩律輸君一百籌。聞道郎君閉東閣，且容老子上南樓。相逢不用忙歸去，明日黃花蝶也愁。」女詞人李清照亦有詞句云：「薄霧濃雲愁永晝，瑞腦消金獸。佳節又重陽，玉枕紗廚，半夜涼初透。東籬把酒黃昏後，有暗香盈袖。莫道不消魂，簾捲西風，人比黃花瘦。」不過，如果能效法陶淵明以菊為榜樣，看透塵世事，放開懷抱，則煩惱自消，正如《黃帝內經》說：「恬淡虛無，真氣從之，精神內守，病安從來。」此亦養生之道也。

小貼士

秋天是柿子的季節，寒露至霜降期間，市面上出現不同品種的柿子，例如甜柿、澀柿、石柿、牛心柿等。筆者愛吃「林柿」，相信就是紅柿。中國南方很多地區在霜降時都有吃柿的習慣，俗語說：「霜降吃紅柿，不會流鼻涕。」意思是霜降期間吃紅柿，有預防傷風感冒的作用，到冬天就不會生病。從中醫角度看，柿子味甘澀，性寒，有健脾、澀腸、潤肺、止咳、清熱、止渴、止血、解酒等作用。適宜患慢性咳嗽或支氣管炎、高血壓、痔瘡出血、長期飲酒的病人食用。不過，柿子含糖份較多（包括蔗糖、葡萄糖、果糖等），所以不適合糖尿病人食用；其性寒，患外感風寒咳嗽、脾胃虛寒之腹瀉便溏者、婦人產後、女子月事期間均不宜食；柿子含較多的鞣酸（單寧）和果膠，遇酸後可凝集成塊，空腹進食或吃過多時在胃中與胃酸作用產生「柿石」，有可能令消化道阻塞，引致上腹部劇痛、嘔吐、甚至嘔血，稱為「胃柿石病」，嚴重時要用胃鏡多次鉗出或手術切開取出。此外，柿子忌與蟹同食，會與蟹肉的蛋白質結合產生如「柿石」般的沉澱物，引起腹痛腹瀉、嘔吐等症狀。

立冬

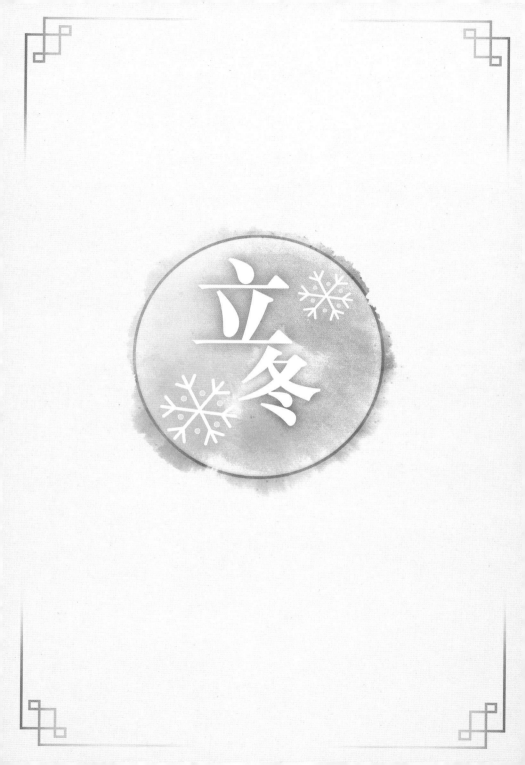

每年公曆十一月七日或八日，當太陽移行至黃經225度，便是廿四節氣中的第十九個節氣——立冬，表示開始踏入冬季。《月令・七十二候集解》云：「立，建始也。」又云：「冬，終也，萬物收藏也。」就是說冬天開始，農業的收成及機體臟腑功能都要儲備及收藏。立冬與立春、立夏、立秋合稱「四立」，都是標誌着新一個季節的開始。今年的立冬交節日是十一月七日（農曆九月卅日），一直至十一月廿一日都是立冬時節。有諺語說：「立冬晴，一冬晴；立冬雨，一冬雨。」另有說：「立冬無雨一冬晴，立冬有雨一冬淋。」意思是如果立冬交節日當天是晴天，整個冬天便會晴朗暖和，如果是陰雨天，則冬天便寒冷下雨，今年大家看看這個說法是否準確。

立冬節氣有三候，第一候的候應為「水始冰」；第二候為「地始凍」；第三候為「雉入大水為蜃」。第一候的「水始冰」很易理解，每年一到立冬時節，中國北方大部份地區的天氣變冷，氣溫下降，地面上的水開始結冰。不過這時的結冰現象屬於「水而初凝，未至堅也。」第二候的「地始凍」是一候的「水始冰」的發展，有冷凍的環境和感覺。至於第三候的「雉入大水為蜃」，「雉」是野雞，「蜃」是大蛤蜊，意思就是立冬後河水逐漸枯乾，水初凝但未完全冰封，雉鳥會飛到河流或海邊淺水處，啄食肥美的大蛤蜊。由於大蛤蜊外殼的顏色和線條與雉十分相似，便猜想立冬後，雉鳥飛入大河中變成大蛤蜊，與寒露的「雀入大水為蛤」成為相似的傳說。

立冬天氣轉寒，易損害機體陽氣，而腎是全身陽氣的根本來源，溫煦各個臟腑，而冬寒更易傷腎氣，所以此時要注意補腎藏精，保健養生亦應順應「冬藏」的規律，即斂陰護陽。中醫亦有「冬不藏精，春必病溫」之說，指出如果冬天不順應「藏精」的規律，明年春天就會百病叢生。

在起居方面，重點是要爭取陽光，禦寒保暖。《黃帝內經》提出：「無擾乎陽，早臥晚起，必待日光。」意思是天氣寒冷，不要隨便擾動陽氣，應早睡遲起，待陽光照耀才起床（這是古時農業社會的時序，再遲也不過是太陽升起便起床。）中醫的養生理論認為多曬太陽有助陽氣的增長，尤其是冬天自然界陰盛陽衰，更要爭取日照以提升陽氣，溫通經脈，以免「病從寒中來」。至於飲食，亦是要遵從「無擾乎陽」的原則，不宜生冷，但也不宜燥熱，最應進食滋陰潛陽而熱量較高的膳食，例如穀物類，牛、羊、鵝、鴨、魚、雞蛋、水魚、海參、豆類和一些黑色的補腎食材，因為黑色食物易入腎臟，如烏雞、黑豆、核桃、香菇、黑木耳、黑芝麻、黑糯米等。在情志調養方面，《黃帝內經》提出要：「使志若伏若匿，若有私意，若已有得。」意思是要保持心境安寧，情緒藏而不露，像嚴守自己的秘密一樣不讓其外洩，以免擾動潛伏的陽氣。

立冬期間有一個節日名「寒衣節」，又名「過十月一」及「冥陰節」。在這天，人們想起已去世的親人，擔心他們受涼，所以在農曆十月初一這天，用五色紙做成寒衣，在墳頭焚燒給死去的親人，供其禦寒，就像農曆七月十四燒衣一樣。這個寒衣節連同清明節和道教的中元節（每年七月十五日，現在似乎與七月十四日的盂蘭節合而為一了），構成中國傳統的三大鬼節。相傳寒衣節與孟姜女哭崩萬里長城的故事有關。

仙靈脾補腎湯（2至3人量）

材料：仙靈脾30克、杜仲30克、玉竹30克、桂圓肉15克、豬脊骨300克。

製法：將材料洗淨，豬脊骨切塊汆水、加清水12碗用猛火煲滾後，改用細火煲約2小時調味即成。

功效：仙靈脾性溫味辛甘，能補腎壯陽，祛風除濕，強筋健骨；杜仲性溫味甘，能補益肝腎，強壯筋骨，安胎止血；玉竹性平味甘，能滋陰潤肺，養胃生津；桂圓肉性溫味甘，能補心安神，養血益脾；豬脊骨性微溫味甘，能滋補腎陰，填補精髓。本湯有補腎壯陽，強壯筋骨功效。

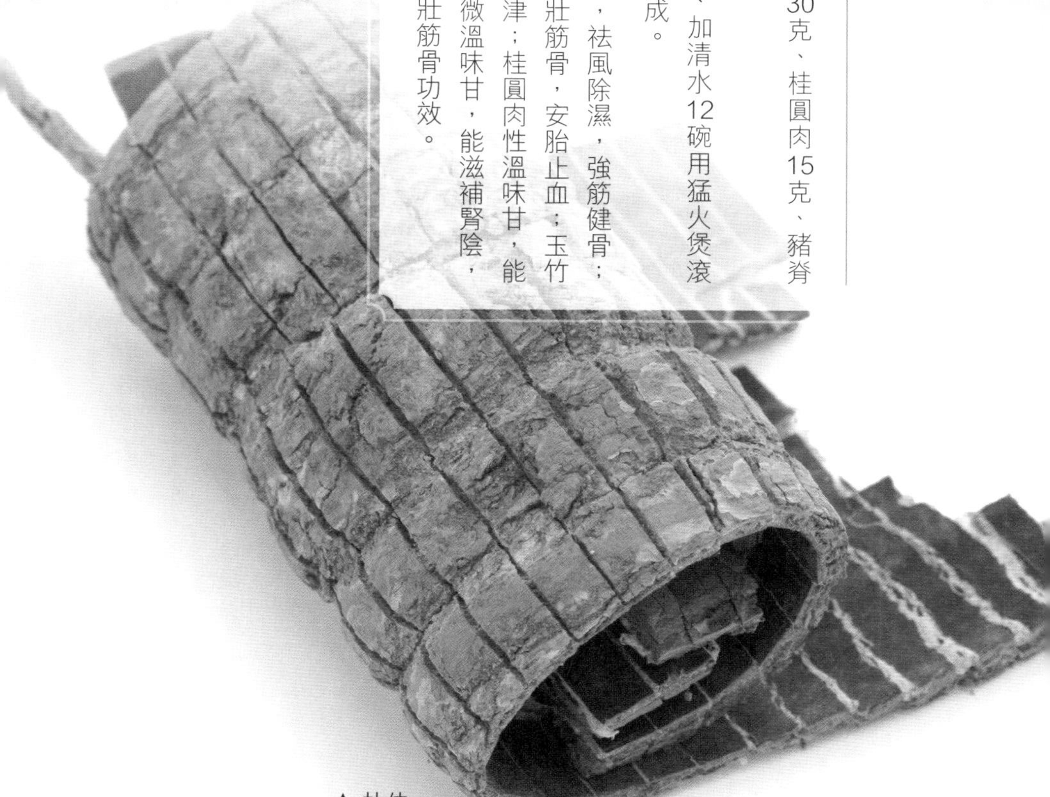

▲ 杜仲

話說在秦始皇時代，江南有一姓孟人家，有一位漂亮可愛的女兒名孟姜女，成年後孟家招婿名范杞梁（一說是萬喜良）。豈料婚後第二天，范杞梁就被強徵到北方修築長城。時值寒冬，孟姜女愛夫情切，趕緊縫製一件厚棉衣，打算親自到長城送給夫婿禦寒。可惜，當她歷盡千辛萬苦來到長城腳下，卻聽到夫婿已因過勞而死，並且被埋在長城之下。孟姜女悲痛萬分，伏在城牆邊哭得肝腸寸斷，可能上天受其感動，長城突然像天崩地裂般倒塌了，露出無數白骨，孟姜女一時難以辨認哪具是其夫婿。這時一名老者告訴她，只要燒掉寒衣，寒衣的灰燼就會飄落在自己親人的屍骨上。孟姜女立即把寒衣燒掉，並追隨着灰燼飄落的方向，終於找到了夫婿的骸骨，她一聲慘叫，便撲到丈夫的屍骨上，與夫同盡。孟姜女千里尋夫，哭崩長城和燒寒衣的事蹟，感動了後世，人們便把農曆十月初一這天定為「寒衣節」，並在這天燒寒衣以懷念已故的親人。

小貼士

中醫有一種用溫水或用中藥藥液泡腳／浸腳的足浴療法，是養生保健的方法之一，民謠謂：「春天洗腳，升陽固脫；夏天洗腳，暑濕可祛；秋天洗腳，肺潤腸濡；冬天洗腳，丹田溫灼。」人體踝關節以下共有六十多個穴位，足浴刺激這些穴位，加強氣血流通，舒通經絡；從而調節新陳代謝，促進營養物質的吸收，加強身體的免疫功能。對手足多汗、腳底或足踝疼痛、足部凍傷、四肢欠溫、風濕關節痛、腰腿痛和失眠，以及心臟血管疾病如心肌缺血、高血壓、血管硬化、腦中風等有一定幫助。下面介紹一條治療失眠的足浴配方：

材料：夜交藤、生龍骨、生牡蠣各60克、合歡皮、丹參各30克。

製法：用9至10碗水先把龍骨和牡蠣煎約一小時，然後再把其他藥材加入再煎約一小時，去掉藥渣（用濃縮藥粉則不用煎藥）把藥倒入桶或盆中，加入40至45度的溫水，以浸過腳眼為度，越高越好。然後在就寢前一小時內，把雙腳放入藥液中（可按自己的耐受情況調校溫度，但盡可能不要超過50度，以免燙傷），浸約15至20分鐘，抹乾雙腳後可隨時上床就寢。

功效：有助寧心安神而加快入睡。

小雪

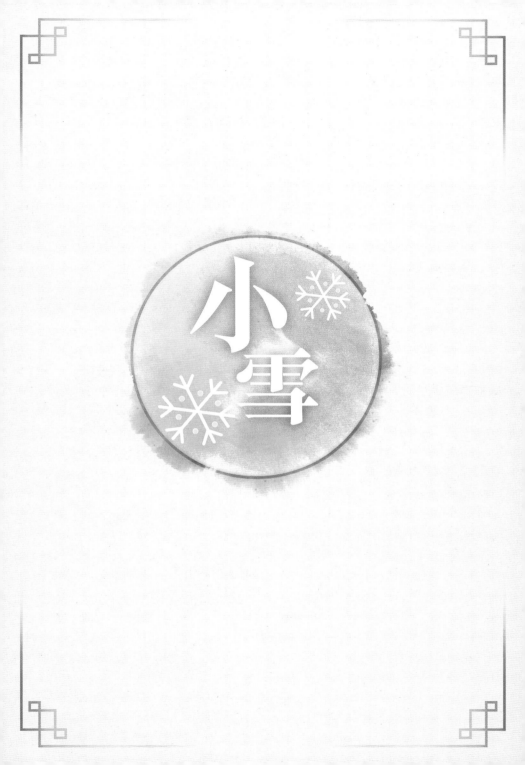

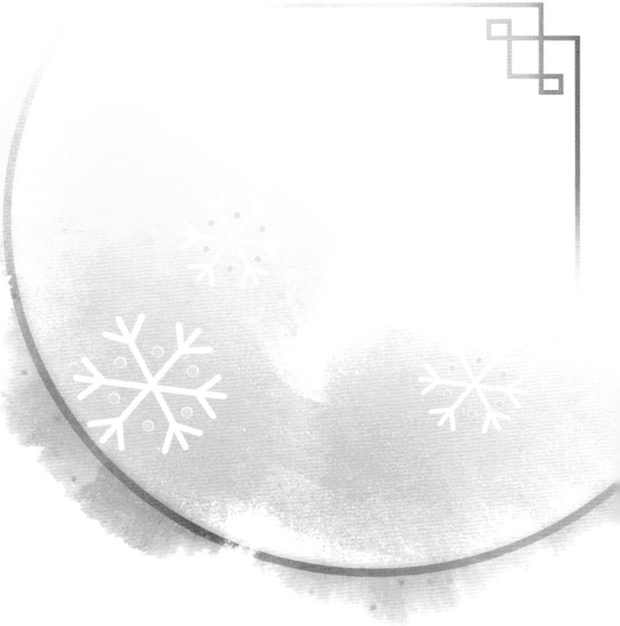

每年公曆十一月廿二日或廿三日，當太陽移行至黃經240度時，便是廿四節氣中的小雪交節日，為廿四節氣中的第廿個節氣。今年的小雪由十一月廿二日開始至十二月六日為止，共十五天。這時仍屬初冬，但北方冷空氣漸漸增強，黃河流域一帶氣溫迅速下降，逐漸降到零度以下。當氣溫接近零度時，空氣中的水氣受寒而凝為雪。但此時只屬初雪階段，下雪量少而不太頻密，因此稱為小雪。《月令．七十二候集解》云：「小者，未盛之辭。」說明小雪期間下雪是小規模，並非盛大降雪。

小雪的三個候應，分別為「虹藏不見」、「天氣上升，地氣下降」和「閉塞成冬」。初候「虹藏不見」的虹即彩虹，古人認為：「陰陽氣交為虹」、「日照雨滴，則生虹焉。」（《月令氣候圖說》）小雪氣溫低，空氣中的雨滴都凝結成雪，太陽甚少出現，故此不會再見到彩虹。第二候「天氣上升，地氣下降」，《月令．七十二候集解》言：「天氣上升，地氣下降，閉塞而成冬」。天氣即空中的陽氣，地氣是地中的陰氣，陽氣上升，陰氣下降，表示兩氣不相交，陰陽失交，天地二氣互不交通，致令萬物失去生機。此時，陰寒之氣下伏「閉塞成冬」（即第三候），轉入嚴寒的冬天，意味着冬季亦真正來臨了。

小雪是寒潮和強冷空氣活動頻繁的節氣，華中及北地區普遍呈現一片白濛濛的景象，這是因為地面上的露珠受冷結成霜，溪河的水亦凝固成冰，空中的小雨點則變成雪花，於是遍地白色。有時可能出現「濕雪」，因為所降的雪，多半會呈半凝半融的狀態；有時下雪的同時，亦會下雨，變成「雨夾雪」；又或者所下之雪如米粒般大小，稱為「米雪」（不知香港明星「米雪」的名字是否以此作參考！）。香港不會下雪，上述情景，香港人除非於小雪期間北上旅遊，親身體驗此種帶有浪漫色彩的意境，否則只能偶爾在電影、電視或電子媒體上看到，精神上感受一下。

小雪的養生保健原則，不外乎要延續並強化立冬後的起居飲食和調控情志的具體措施，即要注意禦寒保暖、補充熱量、適量做一些戶外活動，尤其是要爭取多曬太陽。由於小雪前後天氣容易反覆，偶爾會出現陰冷晦暗的天氣，有可能影響心情，令人變得鬱悶不樂，所以此時更加要注意精神的調養，盡力維持和提升個人的積極性，保持樂觀的心境，控制喜、怒、哀、樂的情緒變化，不讓其過度激烈或持久困擾，並應多參與有益身心的活動。

看過幾首描述小雪情景或在小雪期間表達心情的詩，都是唐代詩人的作品。筆者很喜歡其中兩首，在此與大家分享。首先介紹戴叔倫的《小雪》：「花雪隨風不厭看，更多還肯失林巒。愁人正在書窗下，一片飛來一片寒。」詩句雖然平淡，但表達自然流暢。懷着愁緒的詩人獨坐在窗前，看着空中隨風飄盪的雪花，越看越入神，眼看雪片不斷飛入樹林中消失了。眼前的雪片一片接一片飛下來，詩人目睹頓覺寒氣逼人，愁緒不絕。簡單的四句詩，把小雪蕭冷孤清的意境和心情躍然帶出，令讀者很容易感受到那種氣氛。筆者雖非詩人，但這首詩令我回想三、四十年前，曾經為了事業和前途，雖然已經結婚及有一子，但仍然決定孤身往英國工作。英國的天氣很多時與華北等地區的冬天相似，猶記當時曾獨坐窗前，看着雪片飄下，百般滋味湧上心頭，相信與戴叔倫的感受

禦寒茶（1人量）

材料：黨參5克、當歸5克（嫌當歸燥者，可用麥冬5克代替，或兩者同用）、紅棗3枚、生薑1片。

製法：將材料略沖，加水1碗煎5分鐘，收火後焗10分鐘即成，可繼續用滾水沖泡飲用，至味淡為止。

功效：黨參性平味甘，能健脾補肺，益氣養血，生津止渴；當歸性溫味甘辛，能補血調經，活血止痛；麥冬性微寒味甘，微苦，能清心潤肺，養胃生津；紅棗性平味甘，能補中益氣，養血安神；生薑性微溫味辛，能發汗解表，溫中止嘔，解毒。本飲品具益氣養血，驅寒溫胃功效。

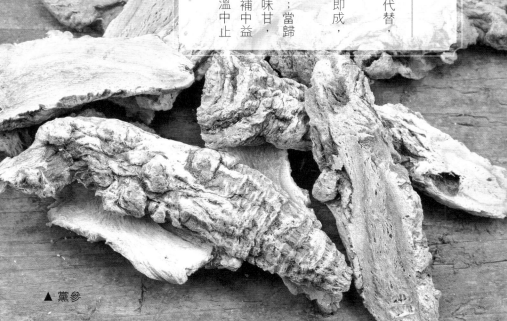

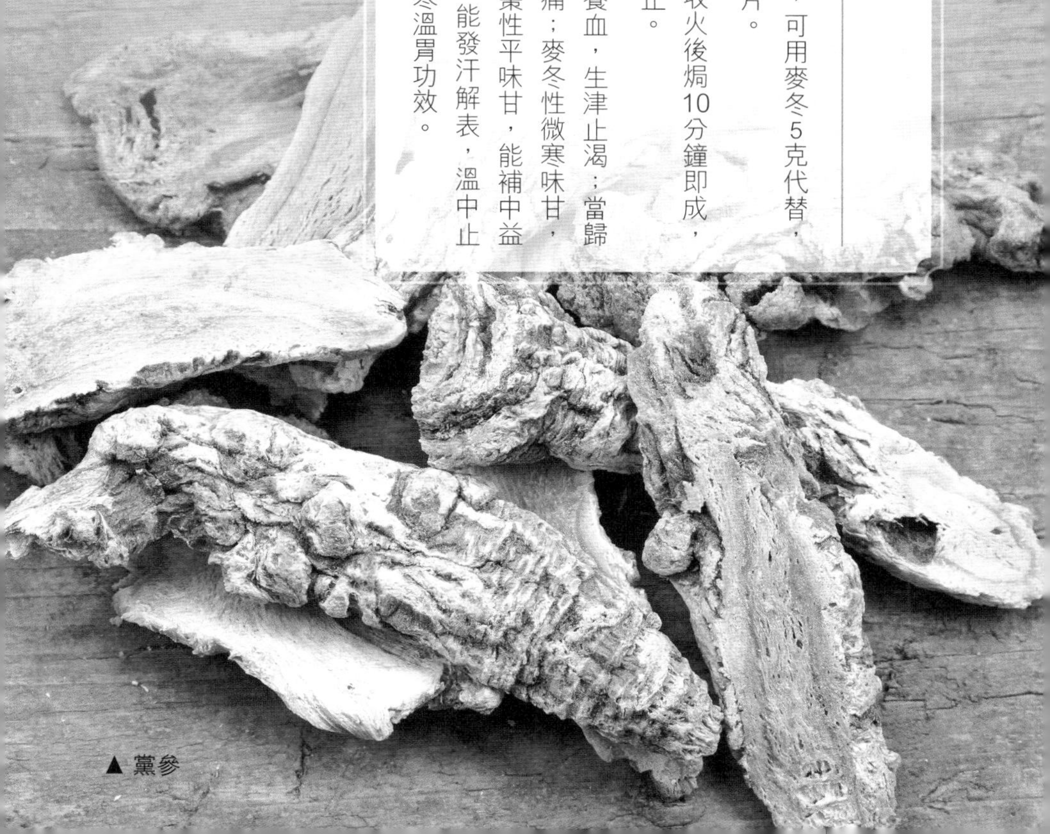

▲ 黨參

不相伯仲。

第二首是徐鉉的《和蕭郎中小雪日作》：「征西府裏日西斜，獨試新爐自煮茶。籬菊盡來低覆水，塞鴻飛去遠連霞。寂寥小雪閒中過，斑駁輕霜鬢上加。算得流年無奈處，莫將詩句祝蒼華。」征西途中的詩人，在小雪期間，正值日暮西斜的黃昏，獨自用新爐煮茶。他看着籬邊的殘菊落入池水中，和在晚霞映照下越飛越遠的塞外鴻雁，感到十分寂寞無聊。空虛之餘，想起自己的年紀漸長，鬢邊的白髮漸漸增加，就算寄情詩句，也難消除那種惆悵無奈的感覺。再談談筆者在英國的歲月，當年雖還年輕，但孤身在英國生活，不時在寒冬細雪和晦暗的天氣下，獨自沉思，並非嗟嘆年華逝去的無奈，而是身在異邦，有如置身西域，思鄉情切，腦海中不斷浮現許冠傑唱的《鐵塔凌雲》的歌詞：「何須多見復多求，且唱一曲歸途上。」

小貼士

前文講解立冬時介紹了用足浴的方法改善失眠，本篇再介紹一個用足浴驅寒的方法。

材料：附子、桂枝各20克、乾薑、細辛各10克。
製法：用9至10碗水把所有藥材煎約1小時，去掉藥渣（用濃縮藥粉則不用煎藥）把藥倒入桶或盆中，加入40至45度的溫水，以浸過腳眼為度，越高越好。然後在就寢前1小時內，把雙腳放入藥液中（可按自己的耐受情況調校溫度，但盡可能不要超過50度，以免燙傷），浸約15至20分鐘，抹乾雙腳後可隨時上床就寢。
功效：溫陽散寒，通脈活絡，適用於氣血運行不暢，以致四肢不溫，特別是下肢冰凍，有時甚至會影響睡眠，尤其是長者。

立冬後至小雪期間，天氣逐漸由涼轉冷，一些傳染性如流感疾病進入發病高峯期，其他由病毒引發的傳染病，例如因感染腸病毒引起的手足口病，雖然高峯期一般由初夏至秋季，亦有機會於冬季出現小高峯。二〇一九年立冬前（十月底左右）不久，屯門保良局方王錦全小學便爆發手足口病，共有九名十一至十二歲男生（全為小五及小六學生）出現手足口病病徵，當中一名十一歲男學生的病原體是腸病毒七十一型，併發脊髓炎，情況危殆。此外，還有一種會影響小孩子咽喉和氣管的上呼吸道疾病稱為哮吼症，一般市民可能較陌生。一連兩篇將從中、西醫學角度介紹手足口病和哮吼症。

手足口病（Hand, foot and mouth disease）

手足口病是由腸病毒（Enterovirus）引發的一種發疹性傳染病，常見於兒童。最近確定腸病毒有七十多種不同的血清型，常見的是柯薩奇病毒（Coxsackie virus）和腸病毒七十一型，其中腸病毒七十一型最重要，因可能引發嚴重的併發症如病毒性腦膜炎、腦炎、心肌炎、類小兒麻痹癱瘓、循環衰竭等，甚至危及生命。

本病可影響任何年齡的人士，但以三至五歲（特別是三歲以下）小兒的發病率最高，傳染途徑是通過接觸患者的分泌物如鼻水、痰、唾液、糞便、穿破的水疱液體等，或觸摸受污染的物品而傳染，潛服期為三至七天，疱疹五至七天消退，一般不留疤痕。臨床除有感冒症狀如發燒、食慾不振、疲倦和咽喉痛外，特別是在手掌、腳掌甚至臀部出現不痛不癢的小水泡及紅疹，以及口腔、咽部發生疼痛的潰瘍及疱疹。

中醫認為手足口病是感受濕溫疫毒時邪所致的發疹性傳染病。本病與肺、脾二臟關係密切。濕熱疫邪由口鼻或皮毛而入，蘊結肺脾，令肺減弱或失去通調水道的功能，影響了它調節體內水液代謝的作用，同時亦影響了脾臟運化水穀精微和水液電解質的功能。濕熱邪毒向外透出肌膚，向上熏蒸口咽，出現手足肌膚、口腔黏膜疱疹，發為手足口病。若邪毒熾盛，可進一步波及心（包括中樞神經系統）、肝二臟。

中醫會按溫病（由溫邪引起的以發熱為主症，具有熱象偏重，易化燥傷陰等特點的一類急性外感熱病。）辨證論治的原則進行治療。總的治療原則為清熱祛濕。輕症治以宣肺解表、清熱化濕；重症宜分清濕重、熱重。偏濕盛者，治以利濕化濕為主，佐以清熱解毒；偏熱重者，以清熱解毒之品為主，佐以化濕。若出現邪毒逆傳心包，內陷厥陰而影響心、肝兩臟者和中樞神經系統者，又當配伍鎮靜開竅、中西醫結合搶救。恢復期益氣養陰，佐以清除餘邪。

手足口病的傳染性較強，容易引起流行，並且任何年齡的人均會受感染。筆者曾見過一個疑似手足口病的病例，患者是一名年約卅歲的婦人，已懷孕數週，並已育有一名小孩，就讀幼稚園。某天上午她帶兒子回校上課，不料學校爆發手足口病，其實她的兒子已出現輕微的早期病徵，但她未有及時察覺。送罷兒子上學，她開始感到不適，有感冒徵狀，並且輕微發熱。回到家中，她感到下腹疼痛，並且下體出血，立即往看婦產科醫生，經檢查證實流產了，跟着尋求中醫調理。當然，在此個案中不能肯定病人是患了手足口病，更不能說明是手足口病引起流產，有可能是巧合，但亦不能排除是感染手足口病的後果。

雖然，大部份手足口病患者的病情輕微，病程短約一週左右，且自行痊癒，但如缺乏適當的治療和護理，特別是體質較弱，如幼兒、長者、孕婦及長期病患者，如果誤治或拖延病情，亦有機會引起嚴重的併發症或變症。因此，如果身邊有親友患手足口病，而本身或家中有上述提過的較高危人士，應要提高警惕，盡量做足預防措施，避免感染。

小貼士

相信做家長的都會有一個經驗，就是帶小朋友看中醫後，幾乎都要面對一個難題，就是餵小朋友飲藥十分有難度。小朋友很多時都會投訴中藥好苦，未必肯飲。如果用傳統的方法煎藥，藥汁顏色深黑，藥味亦較濃較苦，可少量多次餵服，或加入糖冬瓜一起煎藥，以減少苦味。現代中藥有濃縮粉或顆粒劑型，在藥廠的煎煮過程中除去了雜質和污染物，顏色較淺，苦味遠較煎藥淡，也較易入口，亦可加入糖冬瓜，甚至開入奶中餵食。

生地茯苓馬蹄水（1人量）

材料：生地10克、茯苓10克、白茅根10克、馬蹄30克。

製法：將材料洗淨，馬蹄洗淨去皮切粒，以清水5碗煎至1碗即成。

功效：生地性寒味甘苦，能清熱涼血，生津；茯苓味甘淡，能利水滲濕、健脾和胃、寧心安神；白茅根性寒味甘，能清熱生津，利尿，涼血止血；馬蹄性寒味甘，能清熱生津，化痰，涼血，消積，明目。本飲品能清熱涼血，健脾利濕。

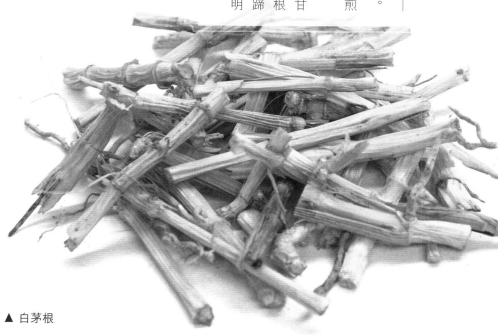

▲ 白茅根

或者有些人認為濃縮藥粉會燥，因為藥粉是乾燥的，其實這個說法欠缺科學根據，亦未必符合中醫的基本概念。首先從表面看，凡是水份不足的東西會有不同程度的燥性，但進食濃縮藥粉，不是乾吞的，而是先用適量的水把藥粉溶化，變成藥液，然後飲服，從這角度看，何「燥」之有？再看中醫的理論，中藥以性味分辨其是否偏燥，一般辛溫、辛熱，或苦寒、苦溫的藥有燥濕之力，卻似乎未有文獻提過藥物本身的物理狀態會致燥；況且飲用的濃縮藥粉已是液態，有足夠的水份，所以不應言其「燥」。

哮吼症（Croup）

相信聽過這個病名的人不會很多，它又名喉氣管支氣管炎（laryngotracheobronchitis），多是由病毒感染引起咽喉、聲帶、氣管、支氣管的呼吸道急性炎症，並引起呼吸道梗阻，如細菌繼發性感染症狀更可加重。此病常發生於六個月至三歲的幼兒，其病原以副流行性感冒病毒第I及第II型為主，通常在一般感冒症狀出現後五至六天發生。常見症狀包括咆哮狀咳嗽，常常發出如狗吠般的吼叫聲或像火車汽笛般的「嗚嗚」聲，這是因為聲帶發炎和咽喉腫脹所致。患者多數先會有一般傷風或感冒的症狀如流鼻水、聲嘶、咽痛、發熱、食慾不振和痠痛等，然後突然發生喘鳴性呼吸困難、脈搏加快、煩躁和紫紺等症狀。通常持續一週左右，最初二、三天最嚴重，如病情進展，呼吸會越來越困難。這個病通過一般適當的治療（如退熱或用類固醇類藥物等），盡量安撫患病小朋友的情緒，並增加空氣的濕度（冷霧），令收窄的氣管舒緩，通常會好轉。不過少數的嚴重病例可能需要插喉，甚或進行氣管切開術。

關於這個病，筆者有一個切身經驗。回想很多年前，當時第二名兒子年約三歲，一向健康活潑。那時我在理工學院任教，有一天，我很早下班回家，兒子正在廳中玩耍，精神看來不錯。其實那兩天他有點傷風，不時有少少鼻水和時有時無的低燒，偶有幾聲咳嗽，病情看似輕微，所以只餵服了小兒傷風感冒的成藥，並着家人留意病情。當天我返到家中不久，便留意到他呼吸時發出一種「嗚嗚」怪聲，一分鐘內聽到幾次，心中有點疑惑，並開始擔心，於是決定帶他看醫生。當時有一名資深兒科醫生的口碑很好，於是明知要需時輪候，但也顧不得那麼多往其診所掛號候診。我記得久候之下，輪到我抱着兒子步入診室，豈料還未坐下，該名兒科醫生已經聽到兒子像火車汽笛般的呼吸聲，立即對我說不必坐下，並表示那是Croup（即哮吼症），如不立即進行適當的治療，當整條腫脹的呼吸道收窄至完全閉合時，後果會不堪設想。他立即寫轉介信安排我帶兒子到家居附近的一間私家醫院求醫，到了醫院，原來他已經知會曾是他學生的一名專科醫生，並立即安排兒子入院。入到病房，把兒子放到病床上，護士立即在床上搭起一個帳篷，帳內不斷有水氣噴霧。兒子當然掙扎要離開病床，我與太太惟有不斷安撫他，已經記不起有沒有把他綁在床上。最後，兒子服了藥，倦極入睡了，經過一夜，第二天已聽不到他那種奇怪的呼吸聲了。現在兒子已三十多歲，亦已結婚生子了。這病沒有遺傳性，兩個孫兒已經五、六歲，從未患上這個病。

小貼士

中醫兒科學認為小兒的病理特點有兩方面：一是發病容易，傳變迅速；二是臟氣清靈，易趨康復。不少中醫文獻指出小兒發病和傳變的情況，《溫病條辨・解兒難》云：「臟腑薄，藩籬疏，易於傳變，肌膚嫩，神氣怯，易於感觸。」又云：「邪之來也，勢如奔馬，其傳變也，急如掣電。」《片玉心書》亦云：「腸胃薄弱兮，飲食易傷；筋骨柔弱兮，風寒易襲；易虛易實兮，變如反掌。」總結這幾句話，說明小兒發病容易，

消炎定喘湯（1人量）

材料：魚腥草15克、白果10克、南杏10克、蜜棗2枚。

製法：將材料洗淨，加清水6碗用猛火煲滾後，改用細火煲約1小時。成人1次服完，小兒分2至3次飲用。

功效：魚腥草性微寒味辛，能清熱解毒，消癰排膿，利尿通淋；白果性平味苦澀，有毒，不可多服（每天不多於10粒）及久服，能斂肺定喘，止帶，縮尿，解毒殺蟲；南杏性平味甘，功能潤肺止咳，對肺虛久咳者佳；蜜棗性平味甘，能補益脾胃，潤肺除痰，滋養陰血，養心安神，緩和藥性。本湯有清熱解毒，斂肺定喘功效。

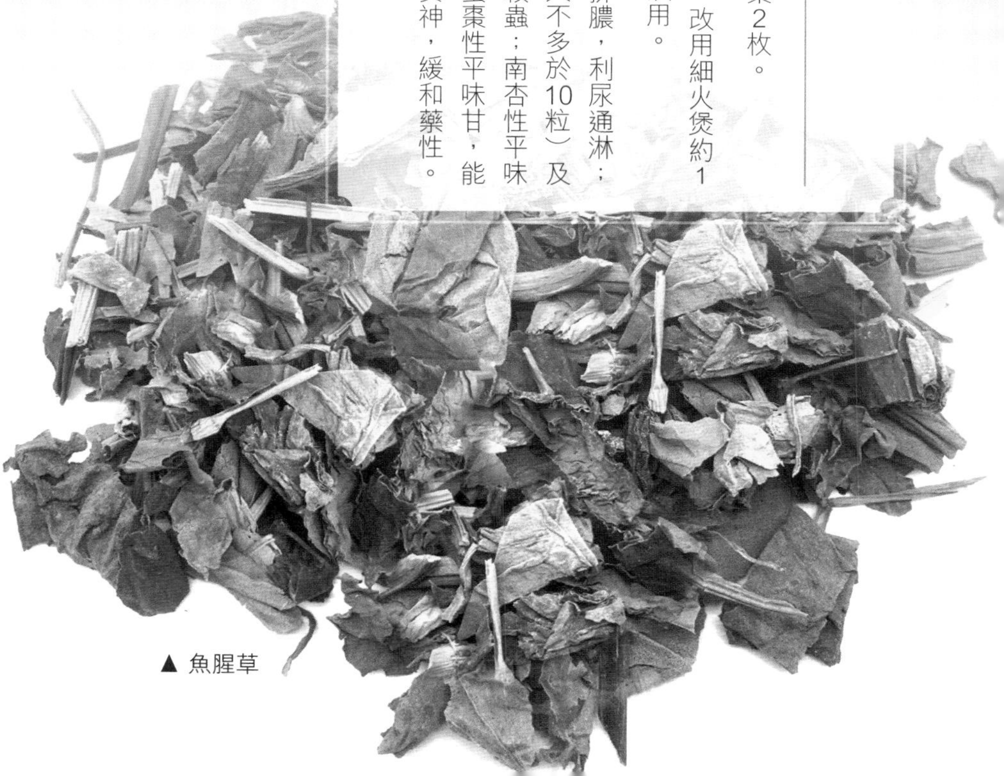

▲ 魚腥草

包括易感六淫、易染疫癘、易為飲食所傷、易於發熱、易受驚恐、易發生意外、易受虛損等；病發後易於傳變、易虛易實、易寒易熱。因此，作為父母或家長，在照顧幼兒時，真的要「打醒十二分精神」，提高警覺，當幼兒患病時除了盡心盡力照顧外，假如留意到任何不尋常的症狀或變化，便應盡快求醫，以免拖延病情。尚幸小孩為「少陽之體」，生機蓬勃，精力旺盛，臟氣清靈，隨拔隨應，修復能力快速，又極少有七情內傷的因素，所以就算患病，如果獲得適當的治療和護理，病情是會很快好轉的。

大雪

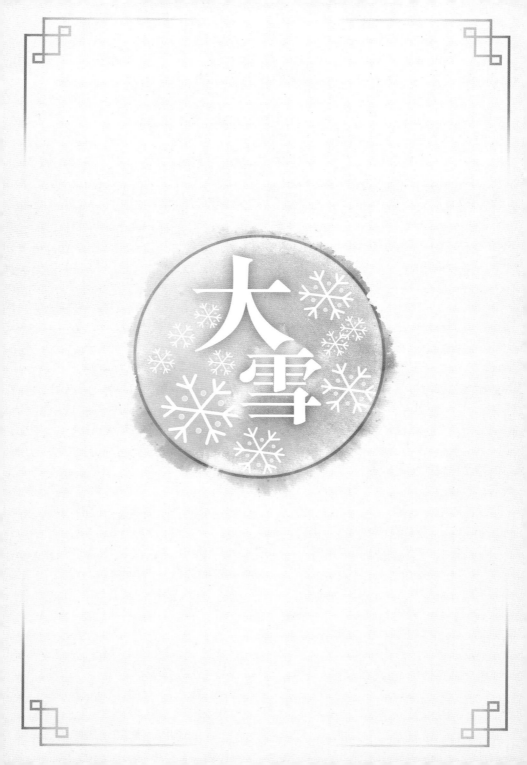

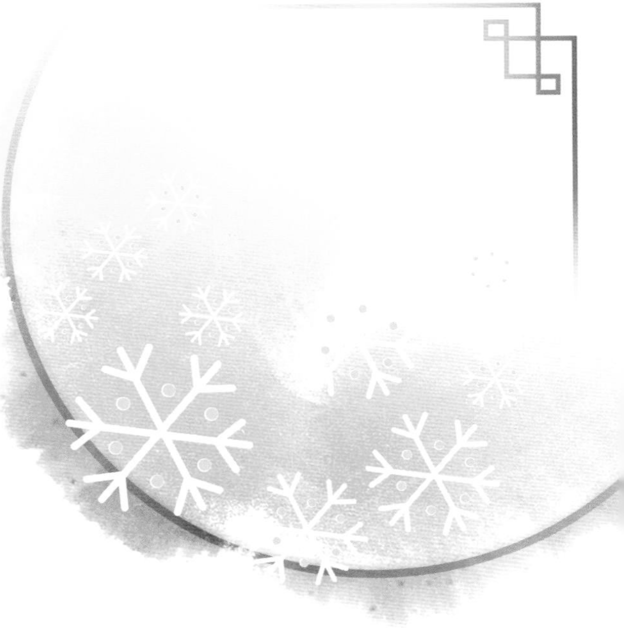

每年新曆十二月六、七或八日，當太陽移行至黃經255度時，便是廿四節氣中的大雪交節日，為入冬的第三個節氣，亦是廿四節氣中的第廿一個。今年的大雪由新曆十二月七日開始至十二月廿一日為止，共十五天。大雪開始，天氣更冷，雪會越下越大。《月令・七十二候集解》云：「大者盛也。至此而雪盛矣。」又說：「大雪，十一月節，至此而雪盛也。」

大雪期間，中國北方大部份地區的溫度降至零度或以下，因此會下大雪，特別是強冷空氣南下，其前緣冷暖空氣交鋒，就會降大雪。

大雪節氣有三候，分別為第一候的「鶡鴠不鳴」、第二候是「虎始交」和第三候是「荔挺出」。第一候的候應中的鶡鴠在古書中的記載是一種夜鳴的鳥，又叫「寒號鳥」，時至大雪，天氣寒冷，鶡鴠在夜間也不再鳴叫了。第二候的候應「虎始交」是指時至大雪，自然界陰氣最盛，並且盛極而衰，陽氣開始有所萌動，老虎（相信是指東北虎）開始有求偶行為。第三候的候應為「荔挺出」，「荔」是一種蘭草，由於感受到陰氣盛極而陽氣開始萌動，也冒着嚴寒挺出新芽。

大雪期間養生之道，主要有兩個原則，一是養陰，二是避寒就溫。養陰就是要符合中醫「秋冬養陰」的主張。大雪期間是一年中陰氣趨向極盛的階段，人體亦應盡可能配合這一變化，把陰精潛藏體內，同時收斂陽氣，好讓陰陽二氣在體內相互調節，達至陰陽平衡。具體方法是減少過度耗散陽氣的劇烈運動，尤其是長者，要有適度／適量活動，但不要過度／過量，以遵從「無擾乎陽」的原則。飲食方面，應多選滋陰潛陽的食物，少食燥熱辛辣之品，減少鹹味食物，多吃黑色食物，如黑芝麻、黑豆、合桃等補而不膩，食而不燥的食物。生活上亦應注意早睡遲起，早睡以養陽氣，遲起以固陰氣。大雪養生的另一原則是「避寒就溫」，重點是要適當保暖。當然如果穿着太單薄的衣服，或室溫過低既易耗散身體陽氣，又容易感受寒邪而生病。反之，穿衣不可過多過厚或把室溫調得過高，否則會做成暴暖，令皮膚腠理過度開洩，一方面耗散陽氣，亦會令寒邪更易入侵身體而發病。

中國歷代有不少傳誦千古的詠雪詩詞，例如唐朝白居易的《夜雪》：「已訝衾枕冷，復見窗戶明。夜深知雪重，時聞折竹聲。」又如唐朝柳宗元的《江雪》：「千山鳥飛絕，萬徑人蹤滅。孤舟蓑笠翁，獨釣寒江雪。」兩首詩雖然有日夜之分，但都不期然流露着天降大雪和冰天雪地的淒冷孤清，對於這種境況，筆者有個人的親身體會，雖不至於像蘇武在塞外牧羊般孤立無助，但個中的苦況亦不足為外人道，令我畢生難忘。

話說卅多年前（一九八五至八六年），在理工任教時拿到資助，隻身到蘇格蘭的丹地大學（University of Dundee）進修碩士課程。那一年的聖誕節，天氣寒冷，蘇格蘭不時下雪，地上也積滿了雪。學校亦開始放廿多天的聖誕假期，絕大部份學生（包括研究生）都離開了。由於假期後要考試，我決定不回香港，申請留在研究生宿舍溫書，與另一名不太熟悉的馬來西亞學生同住一棟兩層高的單位，我住樓上。假期開始的第一天，天氣寒冷，宿舍外冰天雪地，一片白茫茫，雪仍下個不停，幸好室內有暖氣，完全不覺凍。獨自晚飯後，我準備溫書應付考試，突然有衝動想寫封信給太太，因為心中着實掛念妻兒（已有兩名兒子）和家人。於是拿出一張空白郵簡，執筆寫信，豈料才開始寫了

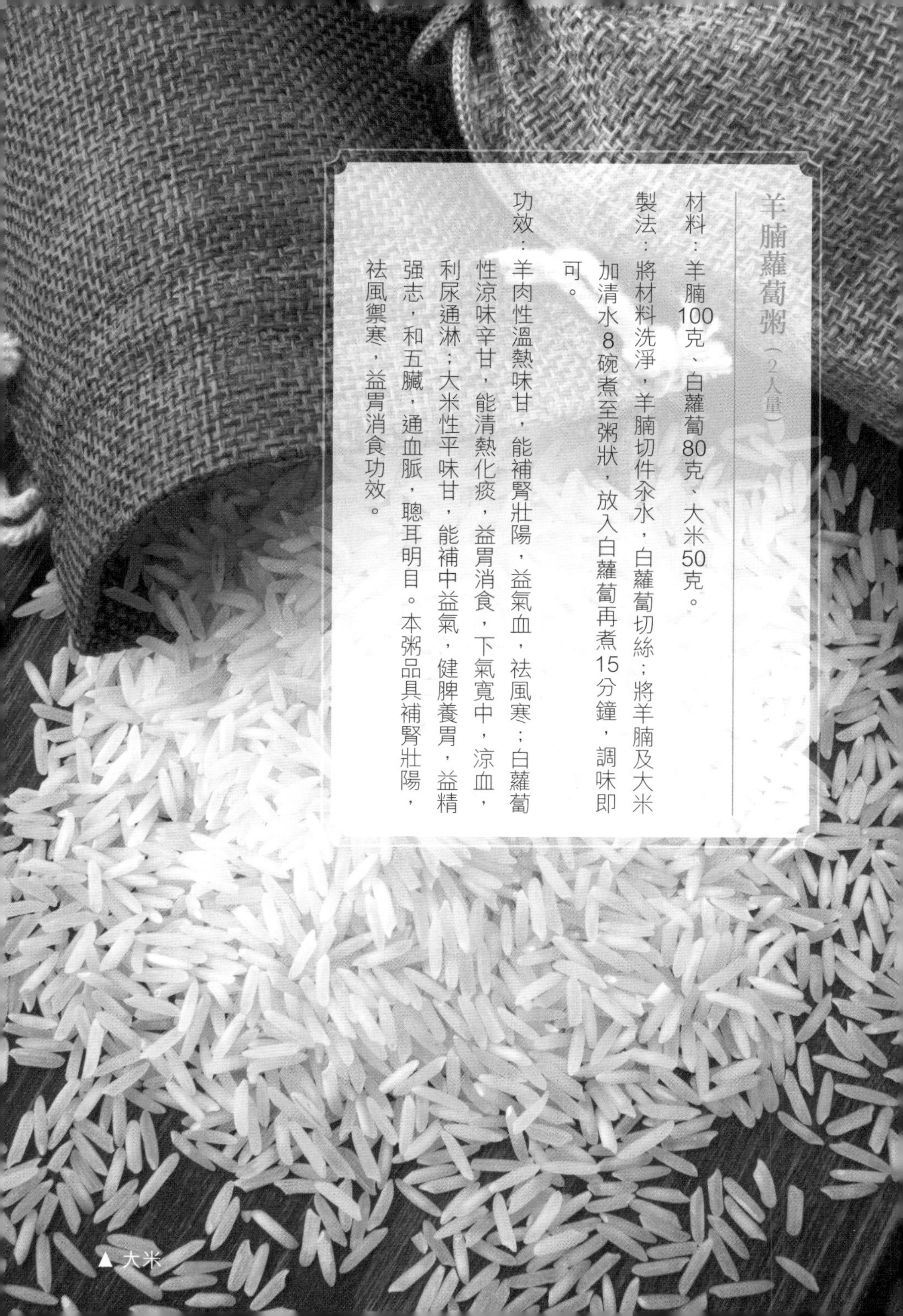

羊腩蘿蔔粥（2人量）

材料：羊腩100克、白蘿蔔80克、大米50克。

製法：將材料洗淨，羊腩切件汆水，白蘿蔔切絲；將羊腩及大米加清水8碗煮至粥狀，放入白蘿蔔再煮15分鐘，調味即可。

功效：羊肉性溫熱味甘，能補腎壯陽，益氣血，祛風寒；白蘿蔔性涼味辛甘，能清熱化痰，益胃消食，下氣寬中，涼血，利尿通淋；大米性平味甘，能補中益氣，健脾養胃，益精强志，和五臟，通血脈，聰耳明目。本粥品具補腎壯陽，祛風禦寒，益胃消食功效。

▲大米

一兩行，突然有水滴滴在郵簡上，原來是自己的淚水奪眶而出，當時思鄉心切，真的是百般滋味湧上心頭，情不自禁而下淚。草草寫完信，已經沒有心情再溫書，又未到就寢時間，惟有無聊地打開電視以解悶。豈料畫面一出，正在播放《天師捉妖》，鏡頭剛剛播出吸血殭屍撥開一間屋窗上的雪，準備入屋吸女主角的血。我一向怕黑怕鬼，一看之下，嚇得心驚膽跳，連忙把電視關了。誰知經過愁思和驚恐這兩種情緒的衝擊，當晚便開始失眠，其後每晚都輾轉反側，難以入睡。大約一星期左右，真的受不了，往看西醫，結果開始服食人生第一片安眠藥，但幫助不大。一連廿多天，我都在漫天風雪的漆黑中，忍受着枕冷孤清和失眠的煎熬。直至開課在即的前兩天，大部份香港學生重回宿舍，晚上熱熱鬧鬧地暢談一番，當晚以後已不用再服安眠藥也睡得很香了。此段往事，至今回想起來，猶有餘悸。

小貼士

俗語說：「寒從腳下起」，因此寒冷天氣時應加強腳部保暖。之前提過用中藥泡水浸腳，以溫暖下肢的方法，並可舒緩失眠。中醫有一種敷貼療法，是將藥物敷在體表的特定部位（多是病變部位或穴位），以治療疾病，和調理體質。本篇介紹一個同具暖腳和助眠功效的敷貼方法。

材料：吳茱萸、肉桂、蒜頭各10克。

製法：吳茱萸及肉桂研成粉末（或可用相對份量之濃縮藥粉），蒜頭磨成蒜泥（怕蒜頭味濃可不用），以小量白醋混成糊狀，然後搓成約1厘米大小藥餅，放於一小塊紗布上，臨睡前把藥餅連紗布貼於雙足腳底湧泉穴，再用膠布貼好就寢，直至天明起床拿走。

功效：吳茱萸味辛苦，性熱，歸肝、脾、胃、腎經，能散寒止痛，降逆止嘔，助陽止瀉；肉桂味辛，性甘、大熱，歸腎、脾、心、肝經，能補火助陽，散寒止痛，溫經通脈，引火歸原（即一般說的「墜火」）；蒜頭味辛苦，性溫，有理氣寬胸，散結定痛功效；湧泉是足少陽腎經的起點穴位，位於足底（去趾）前三分一處，屈足趾時呈凹陷。這個方法能引血下行、引火歸元，可改善下肢冷凍，甚至影響睡眠的情況，對虛寒及心火上炎所致失眠亦有幫助。

前節介紹大雪這個節氣時，指出冰天雪地中容易令人有淒冷孤清的感覺，其實下大雪亦有令人喜悅和賞心的一面。北方降大雪和雪後的山河面貌，常令人覺得有一種豪邁不羈的氣派，而民間亦流傳着賞雪的活動。此外，有一句諺語「瑞雪兆豐年」，顯示出冬雪具有正面意義。筆者曾讀過一篇近代作者描述大雪的文章，把降雪的情景描寫得細緻淋漓，而且充滿喜悅和正能量，所以不厭其「長」，借此機會與讀者分享內容。下文節選自峻青的《第一場雪》：

這是入冬以來，膠東半島上第一場雪。

雪紛紛揚揚，下得很大。開始還伴着一陣兒小雨，不久就只見大片大片的雪花，從彤雲密佈的天空中飄落下來。地面上一會兒就白了。冬天的山村，到了夜裏就萬籟俱寂，只聽得雪花簌簌地不斷往下落，樹木的枯枝被雪壓斷了，偶發咯吱一聲響。

大雪整整下了一夜，今天早晨，天放晴了，太陽出來了。推開門一看，嗬！好大的雪啊！山川、河流、樹木、房屋，全都罩上了一層厚厚的雪，萬里江山，變成了粉妝玉砌的世界。落光了葉子的柳樹上掛滿了毛茸茸亮晶晶的銀條兒；而那些冬夏常青的松樹和柏樹上，則掛滿了蓬鬆鬆沉甸甸的雪球兒。一陣風吹來，樹枝輕輕地搖晃，美麗的銀條兒和雪球兒簌簌地落下來，玉屑似的雪末兒隨風飄揚，映着清晨的陽光，顯出一道道五光十色的彩虹。

大街上的積雪足有一尺多深，人踩上去，腳底下發出咯吱咯吱的響聲。一羣羣孩子在雪地裏堆雪人，擲雪球兒。那歡樂的叫喊聲，把樹枝上的雪都震落下來了。

俗話說，「瑞雪兆豐年」。這個話有充份的科學根據，並不是一句迷信的成語。寒冬大雪，可以凍死一部份越冬的害蟲；融化了的水滲進土層深處。又能供應莊稼生長的需要。我相信這一場十分及時的大雪，一定會促進明年春季作物，尤其是小麥的豐收。有經驗的老農把雪比做是「麥子的棉被」。冬天「棉被」蓋得越厚，明春麥子就長得越好，所以又有這樣一句諺語：「冬天麥蓋三層被，來年枕着饅頭睡。」

我想，這就是人們為甚麼把及時的大雪稱為「瑞雪」的道理吧。

作者峻青，男，生於一九二二年，原名孫俊卿，山東人，當代作家、畫家，曾做記者和編輯工作，出版第一部作品《風雪之夜》。

文中提到的「瑞雪兆豐年」，是有一定的科學根據的。積雪能凍死害蟲，或令其窒息至死，雪融化時溫度更低，把土壤表面及作物的根部害蟲蟲卵凍死。但卻能保護土壤溫度不會降得太低，對越冬的農作物有利（因為雪鬆軟，空隙多，在其中的空氣為不良導體，使土壤裏的熱不易散發）；同時雪可吸附空氣中大量游離氣體，通過化學反應製造成氮化物，雪融解時溶入土壤中作肥料。雪水中的氮化物含量很高（是普通雨水的五倍），有肥田作用。

這篇文章與筆者的一段經歷很有關係。話説二〇〇四年，筆者於浸會大學完成了中醫博士學位，論文課題與中醫藥延緩衰老的機理有關。其後被邀往佛山參加一個名為「嶺南心血管論壇」的學術研討會，發表論文內容。會議當天共有三、四百人參加，主要是國內中醫界的教授、學者等，我的博士導師陳可冀院士也是十多位主講嘉賓之一。會議當天，在我之前發言的學者全部用普通話，大會事前亦提議我最好說普通話，由於我是讀中文中學的，大部份老師都說普通話，聽課絕無問題，所以我「膽粗粗」答應嘗試。終於輪到我戰戰兢兢地上台了，先打出我用英文寫成的演示文稿（powerpoint）題目，跟着我便開口向台下打招呼，用普通話說了一句「各位領導，大家好！」。可能我是唯一一個來自香港的講者，台下所有人都屏息靜氣地注視着我，靜待我說下去，誰料這種非常莊嚴凝重的氣氛，頓時把我嚇「窒」了，我竟然「擘大個口得個窿」，望着第

驅風暖身茶（1人量）

材料：防風10克、紅棗3枚（去核）、肉桂0.5克（後下）。

製法：先將防風及紅棗略沖洗，加清水1碗半煎15分鐘，將湯液倒在杯內，再放入肉桂焗5分鐘即成。餘下的藥材渣滓可在當天再用滾水沖泡服用，至味淡為止。

功效：防風性微溫味辛甘，能祛風解表，勝濕解痙；紅棗性平味甘，能補中益氣，養血安神；肉桂性大熱，味辛甘，能補火助陽，引火歸元，散寒止痛，溫經活血。本飲品有祛風散寒，溫經活血功效；婦女生理期勿服，以免經量過多。

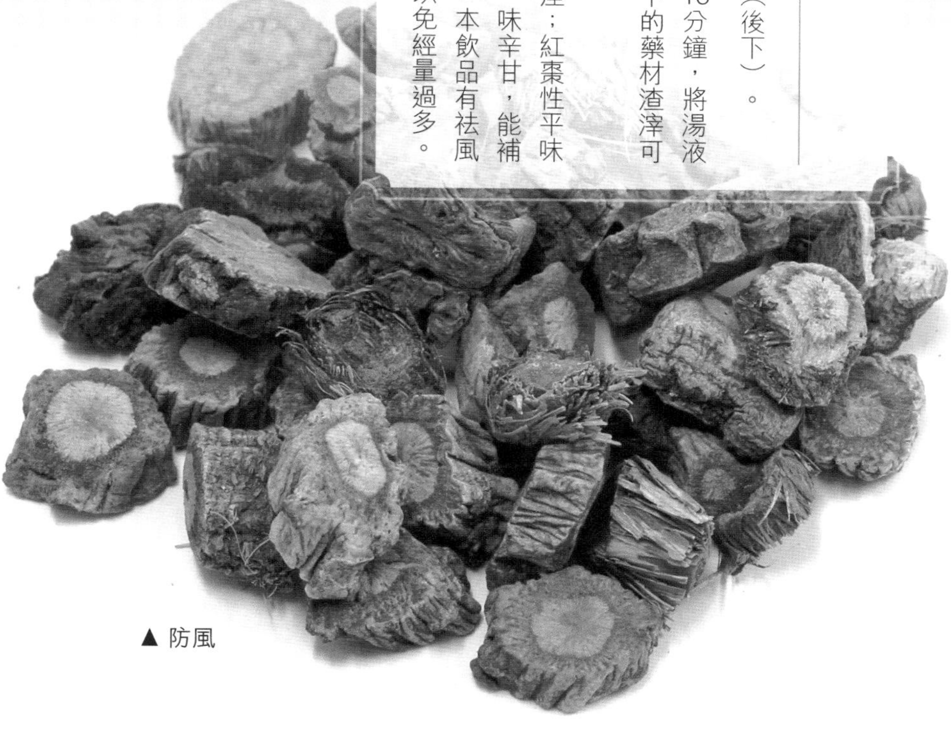

▲ 防風

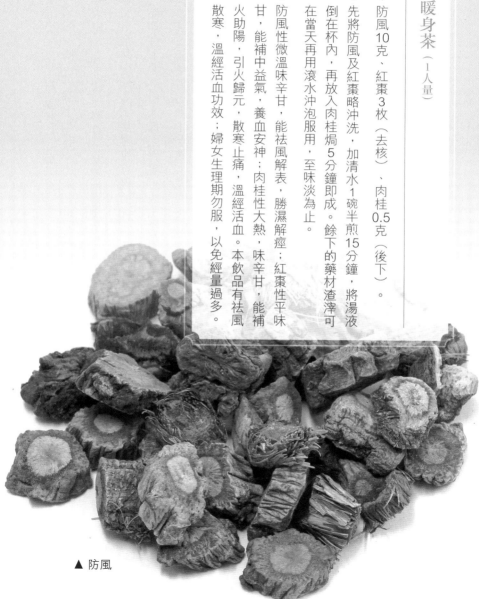

一頁的英文演示稿，一個字也吐不出來。世界好像突然停頓了，估計至少過了五秒鐘，我才驚魂甫定，心下快速盤算，繼續用普通話一定「不成」，說英文又怕有些人聽不懂，而且座上全是中國人，於是惟有硬着頭皮，用廣東話向台下發問，要求可否用廣東話演示，豈知台下大部份人都大聲說可以，結果我全程用廣東話完成發言。返回台下坐位後，發覺自己全身發熱，汗水幾乎濕透衣服。坐下十分鐘，心跳仍未回復正常。打從那一刻，我就計劃返港後要立即報讀課程，進修普通話。

我報讀一個由香港大學專業進修學院轄下的香港大學香港普通話培訓測試中心主辦的，名為「中國普通話水平測試應試準備課程」，時為二〇〇四年十一月至二〇〇五年三月，共六十課時。這課程看似合適，但原來是高級班，並不適合如我這般低水平的初學者，這點從課程的英文名可見一斑：「Advanced Preparatory Course for the National Putonghua Proficiency Test」。開課第一天，老師是一位香港女士，她事前已了解所有同學的背景，正式授課前指出全班差不多四十位同學（大部份為女士），約九成以上都是在職的中學普通話老師，報讀課程是為應付當時教育署提出的「普通話基準試」，而只有一位同學完全沒有相關背景（那一定是我）。小息時，她特地找我單對單談了幾句，一面勸我考慮清楚是否繼續讀下去，但亦鼓勵我放膽嘗試，最後我選擇了留下。往後的三、四個月，每週一晚的課程令我緊張萬分，戰戰兢兢地在課堂上如坐針氈，深怕老師會向我發問，或叫我站起朗讀課文，因為其他大部份同學朗讀時都抑揚頓挫，悅耳動聽，惟有我是期期艾艾，咬音不準，舌頭打結，讀得令人啼笑皆非。尚幸多個同學曾經見過我在電視台講解中醫防病養生之道，平時小息時多圍着我要求我把脈和開出食療湯水，彼此建立了良好關係，因此在尷尬關頭，很多人都細聲提場，連老師都裝作聽不到。終於到了考試，每個人都要到老師面前接受提問和朗讀一篇課文，其他同學則聆聽着。輪到我了，閱讀的課文正正是上一篇介紹的《第一場雪》，當然又是在不斷有人提場的情況下捱過。考試結果公佈，我成績及格，不過是拿到了全班最低的丙級，這是我平生讀書考試的第一次「包尾」。

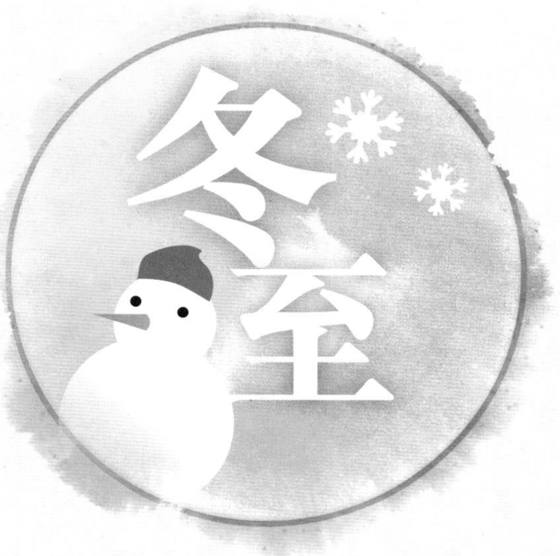
冬至

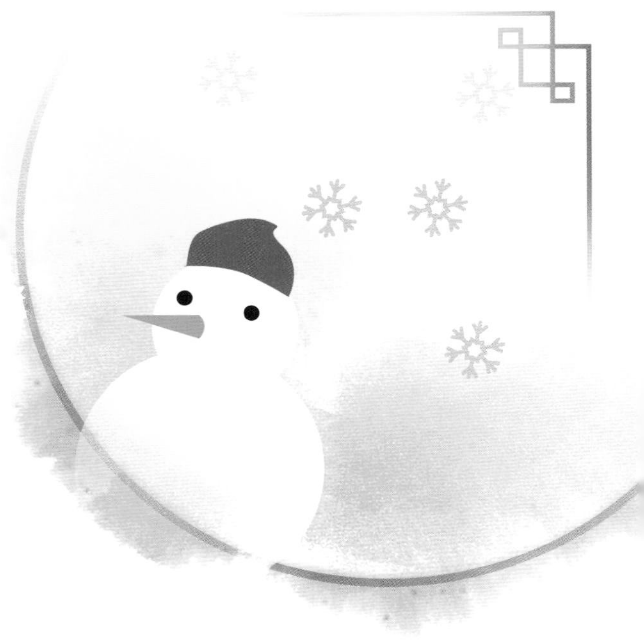

每年新曆十二月廿一、廿二或廿三日，當太陽行至黃經270度時，便是廿四節氣中的冬至交節日，是入冬的第四個節氣，亦是廿四節氣中的第廿二個。今年的冬至由新曆十二月廿二日，即農曆十一月十六日開始至明年（二〇一九年）一月四日止，一共十四日。冬至時，太陽直接射向地面的位置到達一年的最南端，幾乎直射南回歸線（又稱冬至線）。因此對北半球來說，太陽從南面射來（日南至），日照最短，即白晝最短而黑夜最長（短至），日影最長（長至）；「長至」亦有從冬至交節日開始，白天會逐漸延長的意思。《月令・七十二候集解》：「十一月中，終藏之氣，至此至極也。」之前曾提過古書說「冬至一陽生」，即冬至是陰陽交界之日，此時陰氣將盡，是冬天之極；陽氣快將到來，可以說是來年春天的開始。

冬至三候分別為第一候「蚯蚓結」，第二候「麋角解」和第三候的「水泉動」。第一候候應中的蚯蚓對溫度變化十分敏感，冬至天氣當然寒冷，蚯蚓會鑽到較溫暖的地底，捲起身體蟄伏不動以保暖。古人認為蚯蚓是陰曲陽伸生物，「冬至一陽生」，雖然陽氣開始生長，但陰氣仍盛，所以地下泥土中的蚯蚓仍然蜷縮着身體。第二候候應中的麋是麋鹿，又名四不像，與鹿同科，但不是鹿。牠比鹿大，喜歡在水邊棲息，每年冬至，麋鹿的角就會脫落。古人認為麋的角向後生，屬陰，而冬至陽氣始生（冬至一陽生），麋感陰氣漸退，故解角。第三候應的水泉動顯示陽氣初生，大地有回暖的徵兆，已結冰的泉水開始溶解而流動。

小貼士

大家對杞子十分熟悉，但近年流行一個新品種，名為黑杞子，紫黑色，比一般紅色杞子略細小，但價錢較貴。筆者曾翻查《中藥大辭典》和《中國醫學大辭典》均未見有記載，一般中藥書亦不見記載及描述，可見中醫臨床未有用之入藥。根據個人搜集的資料顯示，黑杞子是茄科枸杞屬多年生灌木之果實，與一般枸杞同科，生長於高海拔地帶如甘肅、青海、新疆、內蒙的乾旱山野／沙漠中，採摘難，產量少，因此物以罕為貴。黑杞子含豐富花青素（據說是目前發現含花青素最高的植物），花青素是一種水溶性的植物色素，屬於生物類黃酮物質，有清除自由基及抗氧化作用，能增強免疫系統功能、增強血管彈性、改善循環系統和增進皮膚的光滑度、抑制炎症和過敏、改善關節的柔韌性、防癌、抗癌、降血脂、調節脂肪代謝、增強受損胰島細胞內超氧化物歧化酶的作用、提高胰島細胞的抗氧化能力，對預防及治療糖尿病有一定幫助。除花青素外，黑杞子還含枸杞多糖、十多種氨基酸和微量元素，其鈣、鎂、銅、鋅、鐵等的含量比紅杞子高。中醫典籍中尚未見有描述其性味的資料，但一般認為它的藥用和保健價值不遜於一般杞子，包括養肝明目、固腎益精，適合肝腎陰虛引致的腰膝瘦軟、頭暈、目糊、虛勞、消渴、尿頻、遺精、滑洩等人士食用；其所含的花青素和枸杞多糖有增強免疫力、抗疲勞、抗衰老等功效。與紅杞子一樣，患感冒或有炎症人士不宜食用，以免「閉門留寇」，腹瀉時也不宜食。

雙補氣血湯（2人量）

材料：南蓍50克、北蓍15克、仙靈脾15克、紅棗8枚（去核）、豬瘦肉200克。

製法：將材料洗淨，豬瘦肉切件氽水，加清水8碗用猛火煮沸後改用文火煲2小時，調味即成。

功效：南蓍（五指毛桃）性微溫味辛甘，能健脾化濕，行氣止痛，除痰止咳，其藥性緩和，補而不燥；北蓍（黃蓍）性微溫味甘，能補氣升陽，固表止汗，托瘡生肌，利水退腫；仙靈脾性溫味辛甘，能補腎壯陽，祛風除濕，強筋健骨，有提升體能，延緩衰老的作用，亦可安神助眠；紅棗性平味甘，能補中益氣，養血安神；豬瘦肉性平味甘鹹，能滋陰潤燥，補血。本湯具健脾化濕，補氣壯陽，養血安神功效。

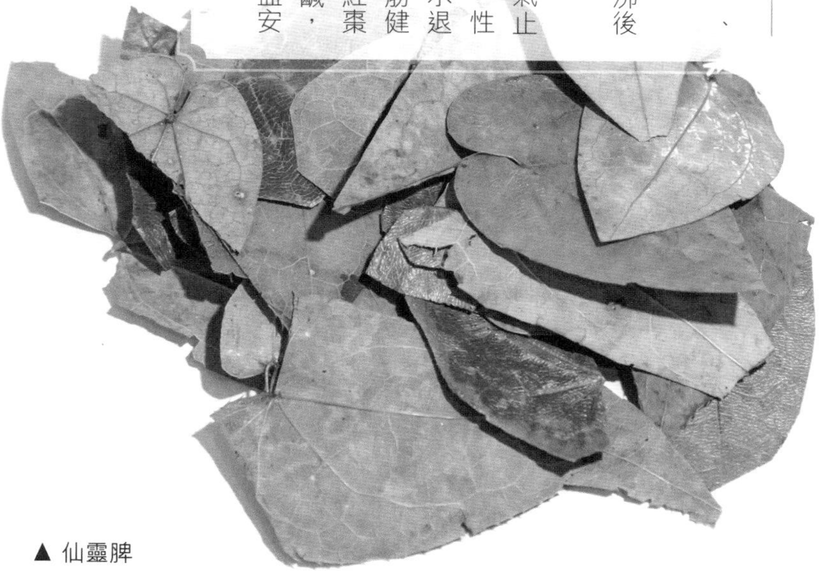

▲ 仙靈脾

冬至節氣期間保健養生原則，要順應「冬至一陽生」的自然變化規律。冬至是陰氣盛極始衰，而陽氣開始萌發的交界點，但天氣仍然持續寒冷，至少「小寒」和「大寒」還未過，因此冬至前後是進補的好時機。天氣寒冷，比起其他季節，人體需要較多的營養物質供應熱量，新陳代謝機能逐漸增高（冬至一陽生），所以很多人都愛食火鍋、蛇羹、羊腩煲、蒸水魚、糯米飯等補身、禦寒保暖的食品。不過，每人的體質不同，不能峻補、大補、亂補和過補，最好是向專業人士請教，不應自行亂吃補品。總的飲食原則仍是保持清淡，少食肥膩、厚味、煎炸、生冷、過甜及過鹹的食物。

在《細說廿四節氣》一書中，看到一段共二十個字的養生方針，覺得不單冬至期間應該奉行，平時生活起居也要堅持，特別是長者，這二十個字就是「行不疾步、耳不極聽、目不極視、坐不至久、臥不極疲」，相信是源自唐・孫思邈的《備急千金要方》：「養性之士，唾不至遠，行不疾步，耳不極聽，目不極視，坐不久處，立不至疲，臥不至懵。」根據筆者個人的理解，「行不疾步」很易明白，應是行路不應太急，尤其是長者，否則很易失平衡或絆倒。「耳不極聽」我有兩個理解，一是音量的問題，聽電視、收音機或音響設施時音浪不要太大，否則容易令聽覺受損；另一方面，就是聽別人的說話不要不分析而盡信，尤其是說是說非的言語，自己應該作出理性和科學化的判斷。「目不極視」應是用眼不要過度，無論是看書、看電視、看電腦等，當眼睛感覺疲勞時，不要勉強看下去，要讓眼睛有適度的休息。「坐不至久」是要提示無論是坐着工作，或坐下休息時（包括看書、看電視等），不應坐得太久，預防心腦血管的血栓阻塞。常言道：「坐得多的人最短命」，久坐，少動，甚至不動，不單引發上述問題，如果坐姿不良，脊椎生理弧度改變，影響脊椎有關節段的外圍神經功能，及會加速頸椎和腰椎組織的退化、肌肉流失、骨質疏鬆等問題，甚至易誘發抑鬱。至於「臥不極疲」，筆者的理解是不要等到疲倦到極點才臥床休息，尤其是不要用腦過度後才去休息，否則大腦仍處於亢奮狀態時會影響入睡；倦極而睡，身心精力消耗過多，如果睡眠時間不足，未必能夠完全補充體力。另一方面睡覺時間不要過長，否則反而會有昏昏沉沉的感覺。事實上，睡眠時間不應超過一般正常所需，但有些人每逢放假便蒙頭大睡，心想可以補償平時工作時的睡眠不足，誰知有可能弄巧反拙。因為睡眠時間過長，腦細胞間的空隙增寬，脊柱液流通及血流量加速及增加，腦功能反而低下。

中國人認為「冬至大如年」，甚至「冬至大過年」，之前曾解說過個中原因。事實上，「冬至一陽生」，過了冬至日，夜漸短，日漸長，正所謂「冬至陽生春又來」，因此古人認為冬至日是吉日，值得慶賀，以之為節日可追溯至漢代，至唐代大為盛行。冬至日中國民間不同的地方有不同的應節食品以賀冬節，北方人喜歡吃餛飩和餃子，江南水鄉一帶的人則吃赤豆粥、糯米粥，或羊肉粉絲湯餃子，南方人則比較喜歡吃湯圓，尤其是廣東人。

筆者看過一個有關閩南、潮汕一帶地方的人在過冬節時吃糯米湯圓的傳說，頗感人。話說很久以前的一年冬至，閩南某處有一個非常貧窮的家庭，是一對夫婦和一個年幼女兒。他們生活困苦，靠行乞度日，食不飽、穿不暖，在嚴寒的冬天仍是衣衫襤褸地行乞，母親終於在貧病交煎下離世。可憐父親連葬殮妻子也無能為力，被迫忍痛把女兒賣給人家作奴婢，女兒得知後傷心欲絕。在兩父女要分離的前夕，他們乞到了幾個糯米湯圓，雖然飢腸轆轆，可是兩父女誰也不肯先吃。父親惟有提議把糯米湯圓逐一分成兩半，每人各吃一半，寓意目前兩人雖然暫時分開，到將來有機會父女團聚時，再吃完整沒有分開的湯圓。兩人終於流着淚把分開的糯米湯圓吃完，翌日父女依依不捨地分開了。

五色湯圓（4人量）

材料：綠豆100克、杞子20克（後下）、粟米粒100克、糯米粉80克、黑杞子5克（後下）、紅糖約60克（視個人口味加減）。

製法：將材料略沖洗（糯米粉除外），糯米粉用水搓成團狀，再將粉團搓成如波子般大的小丸；將綠豆及粟米粒用清水10碗煲至開花，放入湯圓及紅糖，煮至湯圓浮起，收火後放入杞子及黑杞子焗5分鐘即成。

功效：綠豆性涼味甘，能解毒清熱，消暑利水；杞子性平味甘，能補腎益精，養肝明目；粟米性微寒味甘鹹，能益脾胃，除煩止渴，通利小便；糯米性溫味甘，有補益中氣，健脾養胃，斂汗的功效；紅糖性溫味甘，能補中緩急，和血行瘀。本甜品具健脾養胃，養肝明目功效。

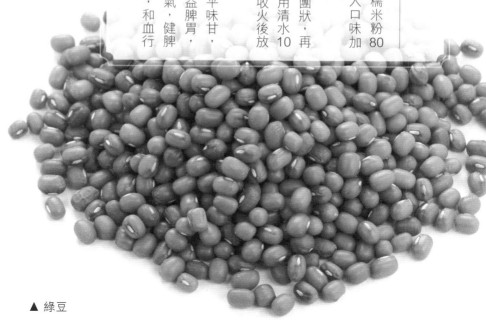

▲ 綠豆

兩父女分手三年，沒有機會再見面。女兒長大了，更加思念父親，尤其是每年的冬至，家家團聚開心過節吃湯圓，她心裏十分難過，不知道父親是否仍然在生，抑或仍然潦倒生活。她靈機一觸，心想與父親分手時的一個承諾，就是父女再重逢時，便一起吃完整的湯圓。她對主人表示冬至日家家吃湯圓，門神辛勞一年，也應用湯圓孝敬他。主人覺得有理，同意了。她便搓了兩個又圓又大的湯圓，黏在門環上，心想如果父親看到湯圓，一定知道她想見他。但天不從人願，如是者過了很多年，父親從未出現過，儘管女兒把湯圓黏在任何可以看得見的地方，例如自己的窗框、牛欄或豬欄等，結果仍令她失望。不過，她的事蹟傳了開去，附近的村民也照她那樣做，可能一方面憐憫她的孝心，也用這方法替她尋父；另外也取其有望與親人團圓之含義。漸漸這種在冬至到處黏湯圓的做法變成一個習俗，在閩南、潮汕一帶流傳下來。

小貼士

中醫的養生之道主張勞逸適度，一方面不要過度勞累，另一方面亦不要過度安逸，《黃帝內經》說：「勞則氣耗」、「勞則喘息汗出，外內皆越，故氣耗矣。」又說：「久立傷骨，久行氣耗」，都是指勞力過度的後果。當然過度勞累還包括勞神過度，和房勞過度。《黃帝內經》說「思傷脾」，是指思慮太過，會耗損心血和損傷脾的運化功能，引起心神失養的心悸、健忘、失眠多夢、神不守舍；脾的運化失職，可見納差、便溏、乏力等症狀。至於房勞過度則會引致腎精虧虛，出現腰膝痠軟、耳聾耳鳴、神疲、眩暈、或陽痿、早洩等性機能減退的症狀。

至於過度安逸，不事勞動，少有運動鍛煉，則令氣血流動不暢，脾胃功能（消化／吸收）減弱，新陳代謝的廢物積聚，除了令身體容易發胖臃腫外，亦會令人氣短乏力，精神萎靡、身重肢軟、氣喘、易汗等，所以《黃帝內經》說：「久臥傷氣」。

小寒

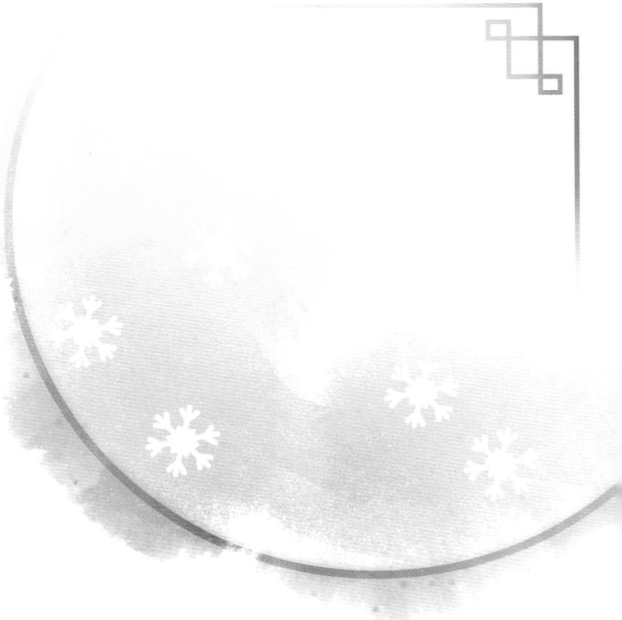

每年新曆一月五、六或七日，當太陽移行至黃經285度時，便是小寒交節日，開始了小寒節氣。小寒有一點特別的地方，按新曆計算，它是每年的第一個節氣，但按農曆計算，它是廿四節氣中的第廿三個，亦是入冬後的第五個。今年的小寒由二〇一九年一月五日開始（農曆十一月卅日），至一月十九日止（農曆十二月十四日），共十五日。《月令・七十二候集解》云：「十二月節，月初寒甚小，故云。月半則大矣」顯示小寒雖冷，但仍輕微，未到極點。

小寒節氣的三個候，應分別為第一候「雁北鄉」，第二候的「鵲始巢」和第三候的「雉始鴝」。第一候的雁是候鳥，會隨着氣候的變化而遷徙，古人認為牠們是順應陽氣而飛行，冬天牠們由北方飛向南方避寒，但冬至過後，陽氣開始萌動，因此雁就由南向北飛回故鄉避熱。第二候應中的鵲是喜鵲，與雁一樣，都是喜歡陽氣的禽鳥。小寒時節牠們感受到陽氣的萌動，便開始築巢。牠們築巢時也富有方向感，當牠們用樹枝和乾草等築巢時，會本能地把巢門向南開，以爭取較多的陽光，令巢溫暖。第三候中的雉是野雞，「鴝」即鳴叫，每到小寒節氣，雌雄野雞同時感受到陽氣的萌發而雙雙鳴叫，也是求偶的叫鳴聲。

從小寒開始已經有應花期而來的風，即花信風。小寒第一候花信風是梅花。梅花是薔薇科植物，是中國十大名花之首，與蘭、菊、竹合稱「四君子」，與松、竹並稱「歲寒三友」。古人稱「春蘭花，夏荷花，秋菊花，冬梅花」，梅花耐寒，是代表冬季的花，它傲立寒風中的形象，予人有高風亮節，堅貞不屈的感覺。

梅子是梅樹（主要是青梅或黃梅）的果實，可供食用，含人體所需的多種氨基酸及微量元素。《隨息居飲食譜》云：「梅，酸溫、溫膽生津、孕婦多嗜之。」梅未成熟的果實青梅或成熟的果實黃梅經煙熏後即為烏梅，其味酸，性平，可入藥，有止咳、止瀉、生津、止渴及消炎止痢功效。《本草綱目》云：「烏梅能止咳滑痰，並可殺蟲去頭面之疤。」常見的消暑飲品酸梅湯，其主要材料就是烏梅。不過烏梅性能收斂，故凡有感冒發熱、咳嗽痰多，胸膈痞悶的人士忌食；菌痢，腸炎初期亦忌食。此外，女子天癸未行，及婦女經期、產前產後亦不宜食。

小寒的第二候花信風是山茶花，是山茶科植物，花紅色，亦有粉紅、黃、白五色等，有點像玫瑰花，古人有「山茶十絕」之讚頌語。山茶樹的果實榨出的油為茶籽油，又名山茶油，可供食用。茶籽油主要由脂肪酸組成（多為不飽和脂肪酸如油酸、亞麻油酸等），能有效減少血液中的膽固醇。對人體心腦血管、消化、生殖、神經、內分泌、免疫功能都有很好的調節作用。含有多種維生素A、D、E、K和抗氧化物質，其脂肪的種類與人體皮膚的皮下脂肪類似，局部塗抹後易於吸收及利用。

中國人用茶籽油已經有超過二千年的歷史，《本草綱目》亦有推介，並指出茶籽油性偏涼，有涼血止血、清熱解毒、驅蟲、明目的功效。皮膚的疾患如過敏、濕疹、蕁麻疹（風癩）、汗癬、暗瘡，使用茶籽油外塗，每日多次，有止癢、消炎、清熱解毒、滋潤皮膚的療效。對於頑固濕疹、小兒濕疹、奶癬、股癬、婦女產後妊娠紋、主婦手、面部黃褐斑、雀斑、皮膚暗啞、皮膚瘙癢、皮膚皸裂等症狀，會有舒緩作用。

小寒第三候的花信風是水仙花，它是石蒜科植物，排列中國十大名花第十位。水仙花是農曆新年期間很多人喜歡擺放的年花之一，除了可供觀賞及幽香撲鼻外，其盛開的形態，象徵着來年好運。花瓣皎潔白麗，花香清幽淡雅，長於水邊或花盆中，猶如仙子下凡一樣，故又被稱為「凌波仙子」。水仙除了觀賞價值外，其鮮花是製造高級芳香油的原料，水仙球可供作雕刻藝術之用。但水仙花不是食材，鱗莖含有一種拉丁可毒素，誤食會出現噁心、嘔吐、腹痛瀉等中毒症狀。而花及花香不含毒素，但亦未見用之入藥。

小寒標誌着季冬（冬季的最後時段）正式開始，我國氣候開始進入全年最寒冷的時段。北方諺語云：「小寒大寒，冷成冰團。」小寒期間正值中醫的「三九」天前後，所謂「三九」，就是民間把冬至交節日後的八十一天分成九個階段，每九天為一階段，稱為「冬九九」，而第一個九天便是一九，往後是二九，三九……而小寒一過，便是三九天了。三九天是全年最冷，陰氣最盛的階段，因此中醫選取三九天期間，進行「天灸」療法，下文會向大家詳加介紹。

小寒期間我國有一種特別的文化活動，稱為臘祭。臘祭的由來，源於遠古先民常在歲末時把打獵得來的獵物用作祭品，祭祀祖先和神靈，並且祈福求壽，因此稱為「臘祭」或「獵祭」。其次，臘有「接」的意思，有新舊交接之義。漢・應劭《風俗通義》云：「臘者，獵也，言獵取獸以祀其祖先也。或曰臘者，接也，新故交接，故大祭以報功也。」臘祭是向祖先神明報告一年人壽年豐，天上人間分享豐收的喜悅，《禮記・月令》亦云：「冬季十二月，天子要命典禮官吏舉行大攤祭禮。」因此古人稱農曆十二月為「臘月」，而小寒則是臘月的節氣。

民間在臘月初八當天，有吃「臘八粥」的習俗。臘八粥也叫「五味粥」、「七寶粥」，不同的地方用不同的材料。清・富察敦崇的《燕京歲時記》云：「臘八粥者，用黃米、白米、江米、小米、菱角米、栗子、紅豇豆、去皮棗泥等，和水煮熟，外用染紅桃仁、杏仁、瓜子、花生、榛穰、松子及白糖、紅糖、瑣瑣葡萄，以作點染。」其他地方還會加百合、珍珠米、蓮子、薏仁、大棗、綠豆、龍眼肉、白果等，真是應有盡有，總之吃後祈求身體健康，長命百歲。

臘八粥的來源有一個與佛祖釋迦牟尼得道相關的傳說，話說佛祖得道前，遍訪名山大川，探求人生奧秘。某一年的十二月初八，他走到一條河邊，飢餓勞累，筋疲力盡，

臘八粥（4人量）

材料：糯米30克、紅豆20克、黑豆20克、栗子30克（去衣）、百合20克、蓮子20克、大棗4枚（去核）、陳皮1角、紅糖適量（視個人口味）；喜歡鹹味的可去陳皮及大棗，改用白蘿蔔100克（切粒）。

製法：將材料洗淨，加清水10碗用猛火煮沸後改用文火煲至材料開花成稀粥樣，調味即成。

功效：糯米性溫味甘，有補益中氣，健脾養胃，斂汗的功效；紅豆性平味甘酸，能補血，活血，補益正氣；黑豆性平味甘，能養陰補氣，活血利水，祛風解毒；栗子性溫味甘，能養胃健脾，補腎強筋，活血止血，止咳化痰；蓮子性平味甘澀，能養心安神，益腎固澀，健脾止瀉；百合性微寒味甘，能潤肺止咳，寧心安神；大棗性平味甘，能補脾胃，養營安神，緩和藥性；陳皮性溫味辛苦，能理氣健脾，燥濕化痰，降逆止嘔；紅糖性溫味甘，能補中緩急，和血行瘀；白蘿蔔性涼味辛甘，能清熱化痰，益胃消食，下氣寬中，涼血，利尿通淋。本粥具健脾養胃，補腎強筋，養陰補氣功效。

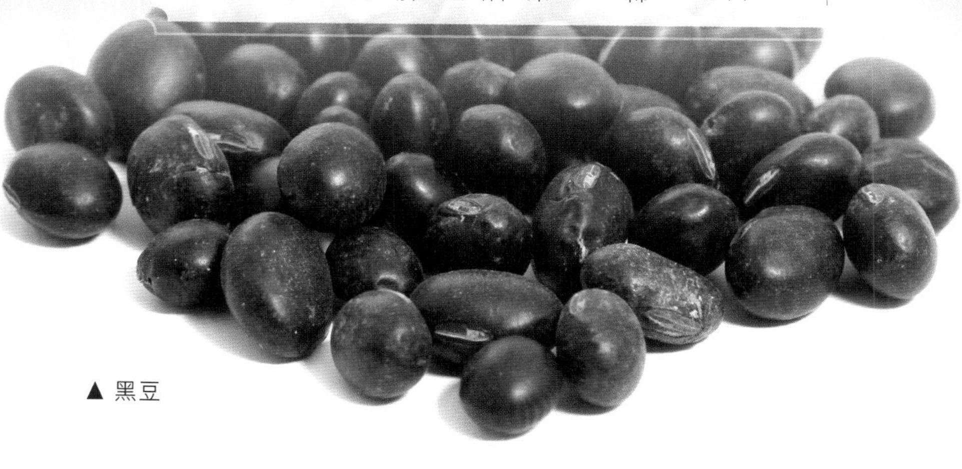

▲ 黑豆

終於支持不住，倒在地上。剛巧一名牧放牲畜的少女經過，把自己的飯送給他吃，救了他一命。少女的午飯是把粘米、糯米、野果混雜一起做成稀飯，佛祖吃後覺得美味無窮，因而頓悟佛理而得道成佛。此日正是臘月八日，從此，每年此日，佛寺僧侶都會以穀物和果實煮粥，演繹佛法，以紀念佛祖得道。漸漸地這做法在民間流傳，成了風俗。

小貼士

從「臘八粥」想到中國人食粥的文化，尤其是廣東人。原來中國人吃粥已有三千多年的歷史，據説，粥是黃帝發明的。《周書》有「黃帝蒸穀為飯，烹穀為粥」的記載。《説文解字》亦云：「黃帝初教作糜」，糜即稀粥。古書説凡六穀皆可煮粥，而古之六穀除米、麥等外，還包括豆類，所以説紅豆沙、綠豆沙等，也可以説是粥的一種。若煮粥後把粥水隔出來，便稱為「漿」，例如米漿、豆漿等。

食粥對身體有不少好處，包括容易消化和吸收、開胃，特別是生病時，食慾不振，食粥一方面可以減輕胃部的負擔，亦能增加食慾。食粥也可補充身體水份，也可防止便秘。如果加入一些藥材，更有防病、保健、養生之功效。不少中醫典籍推崇粳米粥的食療功效，如《醫藥六書藥性總義》：「粳米粥為資生化育神丹。」《隨息居飲食譜》：「粳米甘平，宜煮粥食，粥飯為世間第一補人之物。貧人患虛證，以濃米湯代參湯，每收奇效。病人產婦，粥養最宜。」看來吃粥比吃飯更有益處。

小寒已是深冬（季冬）時段，養生保健原則與冬季其他時段沒有大分別，仍重「藏」，亦即斂陰潛陽，詳情已於前幾篇介紹，不重述。

前文曾提到中醫的天灸療法，是一種非侵入性的保健和預防疾病的外治方法。天灸又名自灸、敷灸、藥物灸或發泡灸，它是通過將刺激性的藥物貼敷於穴位上，持續刺激穴位，使其局部充血、潮紅、甚至起泡，以達到溫經散寒，疏通經絡，活血通脈，調節臟腑功能的效果，既可改善臨床症狀，又可提高人體的抗病能力，甚至祛邪外出。這些機理相信是天灸對人體的免疫、神經和內分泌系統起到調節作用有關。

天灸歷史悠久，與其相關的記載可追溯至春秋戰國時期，而天灸一詞最早見於唐代孫思邈的《千金要方》：「用旱蓮草椎碎，置手掌上一夫，當兩筋中（間使穴），以古文錢壓之，系之以故帛，未久即起小泡，謂之天灸，尚能愈瘧。」明李時珍提出用天灸治療瘧疾，《本草綱目》云：「山人截瘧，采葉貼寸口，一夜作泡如火燎，故呼為天灸，自灸。」明末清初張璐提出治療哮喘的經典天灸方，沿用至今，他在《張氏醫通》云：「冷哮灸肺俞、膏肓、天突，有應有不應。夏日三伏中用白芥子塗法，往往獲效。……常用穴位有天突、膻中、定喘、肺俞……」

在中醫的理論中，有「冬病夏治」的說法，就是按照特定時節多見的疾病，在其相反的氣候下作出治療，以達到預防和治療的作用。例如「三伏天灸」就是在夏天治療冬季疾病的一種獨特治療方法。而「三九天灸」就是在天氣最寒冷時進行，可以起到加強治療作用。

何謂三伏天和三九天呢？三九天已於前文（即小寒篇）介紹過。至於三伏天，亦是中醫時間醫學的概念，分為初伏、中伏和末伏，是按節氣、日期和農曆天干地支的法則配合而定。「伏」是一年中最熱的時候，由夏至交節日後的第三個「庚」日（干支紀日法中帶「庚」之日）為初伏（頭伏），第四個「庚」日為中伏（二伏），立秋後第一個「庚」日為末服，每個「庚」日之間相隔十天，而中伏至末伏有隔十天或二十天者。「庚」日在五行理論中屬金、肺亦屬金，二者相配，所以「庚」日治療肺系疾病，效果最好。不過華南（包括香港）的夏天，不論是否三伏天，皆持續炎熱，所以筆者個人意見認為不必拘泥於指定三伏天進行天灸；同樣道理，三九天亦未必是華南地區最寒冷的日子，所以亦不必硬性遵守。此外，傳統天灸每隔十天進行一次，但時時會遇着假期或因工作、上學、旅遊等個人因素，未必能百分百依從指定時間。如果從通過刺激穴位而產生調節免疫、神經和內分泌系統功能的角度來看，前後相差一兩天是否會有很大的差異呢？上述問題可能需要有系統的大型臨床研究才能找到答案。但臨床上的確看到非百分百依照傳統程序的天灸操作，仍然可以產生療效。再者，根據廣州中醫藥大學的研究顯示，如能於每年夏季及冬季各進行五次的天灸（合共十次），療效更好。

天灸療法的臨床應用有多方面，包括：

（一）過敏性的疾病，如哮喘、慢性支氣管炎、過敏性鼻炎，慢性咳嗽等。

（二）與虛寒有關的疾病，如胃痛、腹瀉等。

（三）虛寒引起的各種痛症，如關節疼痛、頸肩痛、腰痛等。

（四）體虛易感冒的人士，或屬脾腎陽虛證的慢性病患者，均可配合此療法。

此外，亦有用於治療瘧疾、黃疸、小兒消化不良、婦女痛經、肌肉疲勞等疾病，不過，大量的臨床驗證顯示，天灸對呼吸系統疾病的療效最佳。

最後要指出不適宜接受天灸療法的一些情況，包括：

（一）局部皮膚破損者（應由主診醫師確定是否可進行敷貼）。

（二）有感冒、發燒、肺部感染者。

（三）有高血壓、心臟病患者請遵醫囑，孕婦禁用。

有關天灸療法，筆者亦有一個「蝦碌」經驗，下回道來。

下面介紹幾個舒緩慢性支氣管炎、支氣管哮喘、過敏性鼻炎（鼻敏感）的穴位：

肺俞穴（足太陽膀胱經）

定位：在背部，第三胸椎棘突下，旁開寸半。

功效：宣肺，平喘，理氣。

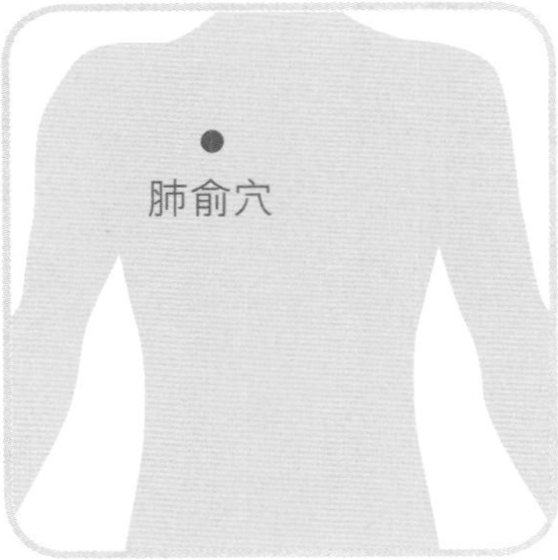

膏肓穴（足太陽膀胱經）

定位：在背部，第四胸椎棘突下，旁開三寸。

功效：理肺補虛，養陰調心。

大椎穴（督脈）

定位：在頸部，第七頸椎棘突下凹陷中。

功效：振奮陽氣、肅肺調氣。

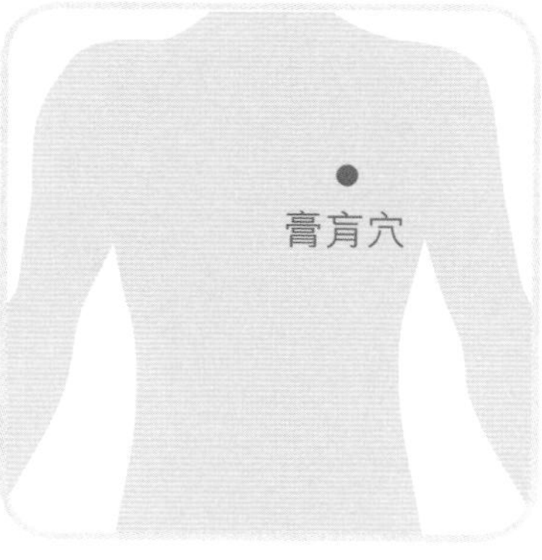

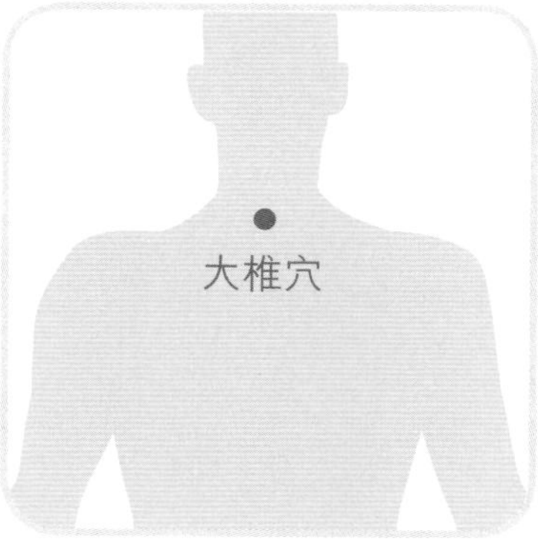

小貼士

前文介紹食粥的文化和好處。但粥的升糖指數（Glycemic index）較高，因此一些人擔心食粥會影響血糖水平，特別是糖尿病患者。升糖指數是指進食五十克碳水化合物的食物與進食五十克葡萄糖兩小時在體內血糖反應水平的百分比值。食物中所含碳水化合物的量也直接影響血糖水平，這就是「血糖負荷指數」（Glycemic load），所以兩項數值要結合來評估。就是説粥的升糖指數雖高，但如加了一些纖維質，如麥片、豆類及蛋白質、脱脂奶類，並且結合進食一些蔬菜類就會降低血糖負荷指數，而血糖水平就會受到控制。如果以飯和粥做比較，一碗粥對血糖實際影響的升糖負荷指數來看，比起一碗飯是相對較低的，粥越稀就越低，即是説每次進食粥的常用量，影響血糖升高的數值並不明顯。

大寒

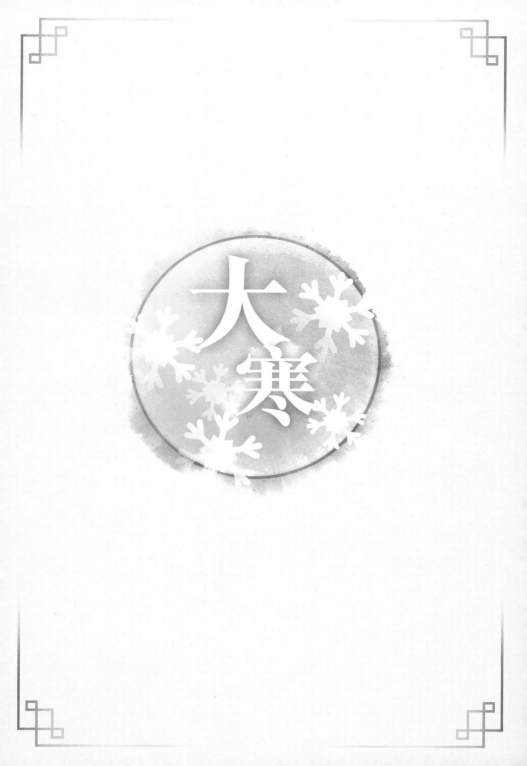

大寒是冬季最後一個節氣，也是廿四節氣的最後一個。每年一月廿或廿一日，當太陽移行至黃經300度時，便是大寒交節日。《月令・七十二候集解》云：「十二月中，解見前。」大寒前的節氣為小寒，亦云：「十二月節，月初寒甚小，故云。月半則大矣。」《授時通考・天時》引《三禮義宗》云：「大寒為中者，上形於小寒，故謂之大……寒氣之逆極，故謂大寒。」今年的大寒由一月二十日至二月三日共十五日左右。雖然大寒節氣中大氣環流比較穩定，但常有「環流調整周期」，在此周期中常出現大範圍雨雪天氣和大風降溫。大寒為一年中嚴寒之極點，大寒一過，天氣開始回暖，春亦將到來。不過，從氣象角度看，所謂「冬至一陽生」，從冬至開始，地面逐漸散發的熱量慢慢增加，但到大寒時節所散發的熱量卻回落至最低，所以天氣仍然很冷。

大寒的三個候應分別為第一候的「雞乳」、第二候的「征鳥厲疾」和第三候的「水澤腹堅」。「雞乳」中的「乳」是指產卵，從大寒以後，母雞感受到陽氣明顯上升，開始生蛋和孵小雞。第二候中的征鳥是指有攻擊性的猛禽如鷹、隼、鵰等，在大寒節氣期間，牠們盤旋天空上，憑着天生的獵食本能，尋找和捕殺獵物，以補充體能和抵禦嚴寒。第三候的「水澤」是指河川中的水，因天氣寒冷至極點，結冰形成的冰層直透河水的腹底，形成堅厚的冰塊。

說起天灸，令筆者想起一個親身的「蝦碌」經驗。話說廿多年前，我剛學習中醫。一次上針灸課時，老師講解天灸的理論。由於我的呼吸系統抵抗力比較弱，容易咳嗽，因此我對天灸療法十分留意，深信它可以幫我解決問題，紓緩多年來反覆纏繞着我的咳嗽困擾。下課後我向老師請教了有關操作細節，並且在中藥店買了所需的藥材，自己按課本的指示，配備天灸用的處方。在家人的協助下，我把天灸貼敷在背部六、七個相關的穴位上，靜心等候藥力發作。由於沒有向老師問清楚敷貼所需的時間（其實是因人而異），一心以為等背部發泡（也不清楚發泡的大小）才拿走藥貼。過了起碼三至四小時，背部發熱和刺痛的程度越來越難受，我對鏡一看，嚇了一跳，原來背部起了兩、三個約有三分一手掌大小的水泡，裏面隱約有些水液，周邊皮膚紅腫疼痛。我連忙致電老師求助，當然是叫我盡快把藥貼拿掉，並且吩咐不要刺穿，用酒精拭抹以消毒和降低皮膚的熱度。結果那兩、三天我不單坐立不安，連睡覺也要俯伏床上，不敢仰睡或側睡。直至水泡慢慢收縮，內裏的水液漸漸被吸收，我才恢復正常的生活狀態。所以在天灸的操作中，詳細的醫囑和受灸者的個人感受是需要互相配合的。

以下介紹幾個舒緩慢性胃炎、慢性腸炎的穴位：

足三里穴（足陽明胃經）

定位：在小腿前外側，犢鼻穴下三寸，距脛骨前緣一橫指。

功效：和胃健脾，通腑化痰，升降氣機，為保健要穴。

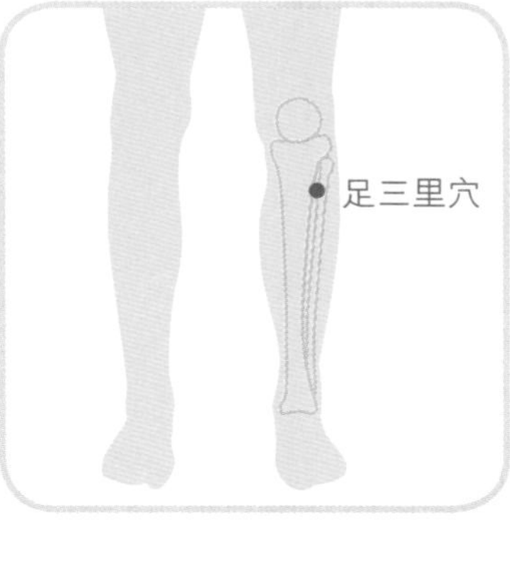

天樞穴（足陽明胃經）

定位：在腹中部，距臍中旁開二寸。

功效：調理腸腑，升降氣機。

中脘穴（任脈）

定位：位於腹部前正中線上，臍上四寸。

功效：和胃健脾，通降腑氣。

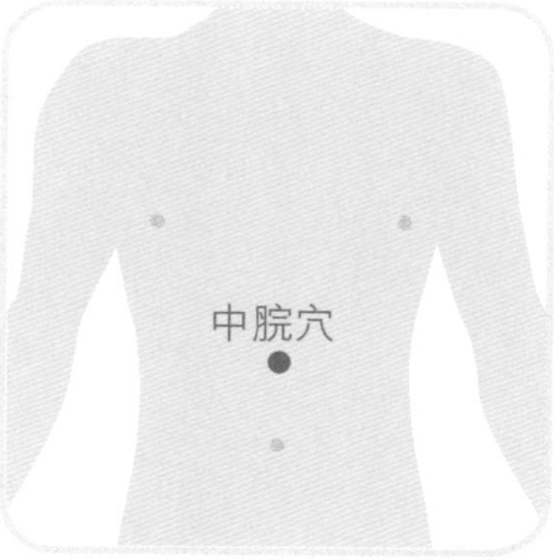

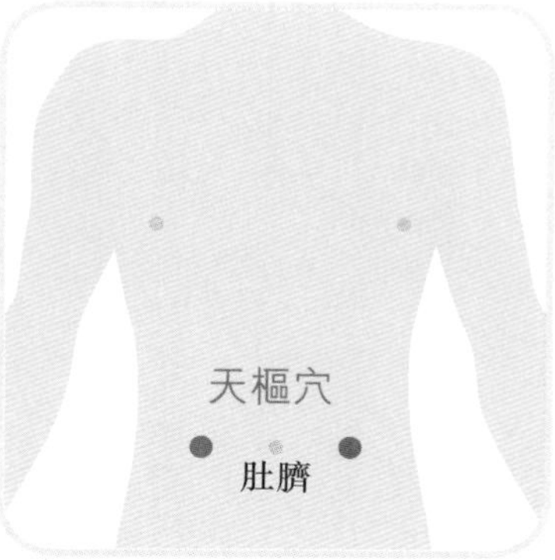

小貼士

在接受天灸治療時要注意下列事項：

（一）成人第一次敷貼約一小時，小兒則由十五分鐘起，最好不超過三十分鐘，看敷貼後皮膚的反應；如在敷貼過程中，局部灼熱疼痛難忍，可即時自行取下。

（二）敷藥後，皮膚出現痕癢、發紅、起小水泡屬正常反應，不必擔心。如發生水泡較大，務必小心處理。

（三）最好穿寬鬆及透氣的衣服。

（四）取下膏藥後，待一小時再洗澡，宜溫水浴，忌沖冷水。

（五）敷貼期間忌食生冷、煙酒、辛辣等刺激性食物及蝦蟹等過敏食物。

大寒的第一候花信風是瑞香花，屬瑞香科植物，是我國傳統名花，有時春節期間已開花。花形細小，但簇聚成團，花蕾紅色，開花後呈淡白色，花味香，馨芳香醇持久，有很高的觀賞價值。瑞香的花可入藥，其味甘辛，性平，有活血止痛，解毒散結的功效，可用治頭痛、牙痛、咽喉腫痛、風濕痛、乳房癰瘡等，一般可煎藥或煎水含漱，亦可外敷，但有麻醉性，臨床上不常使用。

大寒節氣的第二候花信風是蘭花，屬蘭科植物，品種甚多，超過二萬八千個。蘭花花色變化萬千，但總有淡雅高潔的氣質，花香清而不俗，被稱為「王者之香」。蘭花在中國已有千多年的栽種歷史；與梅、菊、竹合稱「四君子」。蘭花除了有很高的觀賞價值，還可以入藥，以蕙蘭建蘭（別名燕草、秋蘭等）為多。蘭的根、葉、花、果、種子均有一定的藥用價值，有養陰潤肺，利水滲濕，清熱解毒等功效，甚至有催生作用（故又稱為催生花）。李時珍《本草綱目》：「蘭草，氣味辛、平、甘、無毒。」，「其氣清香，生津止渴，潤肌肉，治消渴膽癉。」，「……治消渴生津飲，用蘭葉，蓋本於此。」現代中醫藥研究，蘭花全草具有清熱涼血，養陰潤肺功效，臨床常用於肺結核咯血，調治久嗽乾咳不止之症。

大寒的第三候花信風山礬花。它是山礬科植物，又稱山桂花、鄭花、七里香。北宋詩人黃庭堅在《山礬花二首》序云：「江南野中，有一小白花，木高數尺，春開極香，野人號為鄭花。王荊公嘗欲求此花栽，欲作詩而漏其名，予請名山礬。野人採鄭花以染黃，不借礬而成色，故名山礬。」說出了山礬花的來歷。山礬的葉和花均可入藥。山礬花味苦辛，性平，有理氣化痰，生津止渴的功效。可治咳嗽胸悶。有小方建議用山礬花

15克、陳皮6克（原方10克），菊花5克，煎水當茶飲，可一試。

大寒雖是冬季之後期，但仍然十分寒冷，又不時有寒潮，所以大寒期間養生仍在於一個「藏」字，一方面要收斂陽氣、保養陰精，另一方面亦要藏神於內，亦即精神內守，保持安靜，如此則身心健康，病安從何來？不過，大寒與來年的立春相交接，冬寒將盡，大地已隱隱中看出回春的跡象，所以在保健養生的具體操作方面，也要因應節氣的變化而作出相應的調節。飲食方面，進補的食物應逐漸減少，慢慢添加一些具有辛甘升散性質的食物，例如韭菜、葱和蒜等以配合春天陽氣初生，萬物萌發的特性。

大寒節氣期間，常常是流感高峯期，上呼吸道感染的疾病如傷風感冒、咳嗽等，特別容易發生，民間有所謂防「五寒」的説法，包括（一）防頸寒：風寒襲人，每每從項背（即頸背，足太陽膀胱經所經之處）入侵，以致經氣不舒，津液的運行受阻、經脈失去濡養，可見項背拘緊，俯仰不得自如。除了可引發項背肌肉韌帶勞損外，也間接會導致頸椎正常弧度改變及退化病加重，所以要注意頸部保暖，配帶頸巾及作頸部有效運動會有幫助。（二）防鼻寒：引發傷風感冒的風寒之邪（多為病毒），先從口鼻入侵，出現鼻塞、流涕、噴嚏等症狀；對鼻敏感的人士，吸入冷空氣更易引發上述症狀或令症狀加重，所以應預防口鼻受寒，除增強抵抗力外，可以配戴口罩。（三）防肺寒：風寒之邪入侵人體，從口鼻而入，逾越此屏障，則會下達氣管及肺部，肺系（包括從鼻孔開始之呼吸通道，氣管、支氣管、小支氣管和肺組織）受感染，輕則令肺氣鬱而不能宣發，見鼻塞流涕、咽癢、咳嗽，重則可引發支氣管炎和肺炎，所以要注意上半身的保暖，避生冷飲食，多喝熱飲品、熱粥或熱薑茶以散寒。（四）防腰寒：中醫認為「腰為腎之府」、「腎主骨」，如果腰部受寒，腎陽受損，可見腰痠背痛，關節疼痛，腰膝乏力等症狀。事實上，天氣轉冷，很多長者的腰背及下肢發冷及疼痛，即所謂「風濕病」，會發作及加重，故此腰部保暖也很重要，例如用暖水袋、暖貼等。（五）防腳寒：俗語說：「寒從腳下起」，因此寒冷天氣時應加強腳部保暖。之前談論「大雪」時已介紹過用中藥泡水浸腳，和在腳底湧泉穴敷貼中藥的方法，以溫暖下肢，故不再談。

總之，中醫認為諸病皆因陽氣受損，而寒邪最易傷人陽氣，陽氣不足就容易生寒，亦即是說：「諸病皆從寒中來」，所以大寒期間，仍要保暖為重。

每年的臘月二十三（有說是官三民四），幾乎家家戶戶都會預備供品拜祭灶君，所以這天稱為「祭灶節」，廣東人稱為「謝灶」。祭灶的目的據說是用祭品收買灶神（或灶君），因為這天灶君會上天，向玉皇大帝匯報每戶人家在過去一年的是非善惡，而玉皇大帝會根據灶君的報告，對每一家進行賞善罰惡。有關「灶神」和「祭灶節」的由來，有不少傳說。例如《中國神話大辭典》指灶神是蟑螂（即甲甴，或「小強」），亦有說是玉皇大帝的弟弟，受封為灶王，在民間作為玉皇大帝的耳目，每年臘月二十三日回天廷述職。此外，亦有說是河南的一位泥匠張奎，因建做鍋台壘（相信是灶頭）十分出色，死後受封為灶神。不過，唐代段成式的《酉陽雜俎》另有頗為詳細的記載。據說灶神名張單，貌如美女，頗富有。他的原配李氏，雖然賢惠，但無所出，被張單休了。李氏被休後，勤奮克儉，結果成為財主。反觀張單再娶後，夫婦不事生產，坐食山崩，散盡家財，繼妻餓死，張單則靠行乞度日。有一次，張單到李氏家門行乞，剛剛遇到李氏，即時羞愧得無地自容，竟投進灶坑裏活活燒死。張單死後升天，向玉皇大帝認錯，玉皇見他確有悔意，便封他為灶神，命他每年臘月二十三日都要回天廷述職。誰料張單上任後，仍是好食懶做，尸位素餐。人們怕他上天廷述職時，亂打小報告，於是便在他上天廷當日，擺設酒食糖果供奉他，並在灶頭貼上一對寫着「上天言好事，下界保平安」的對聯，希望他在玉皇大帝前多說好話，事實這是不折不扣的賄賂行為。不過《淮南子》云：「灶神晦日歸天，白人

燉鹿茸（2人量）

材料：鹿茸5克、杞子10克、淮山10克、生薑3片、豬瘦肉150克。

製法：將材料洗淨，豬瘦肉切件汆水，加清水2碗隔水燉3小時，調味即成。

功效：鹿茸性溫味甘鹹，能壯腎陽，益精血；杞子性平味甘，能補腎益精，養肝明目；山藥（淮山）性平味甘，能補脾益胃，益肺養陰，補腎澀精；生薑性微溫味辛，能發汗散寒，溫中止嘔，解魚蟹毒；豬瘦肉性平味甘鹹，能滋陰潤燥，補血。本湯具補腎壯陽，散寒，益精補血功效。

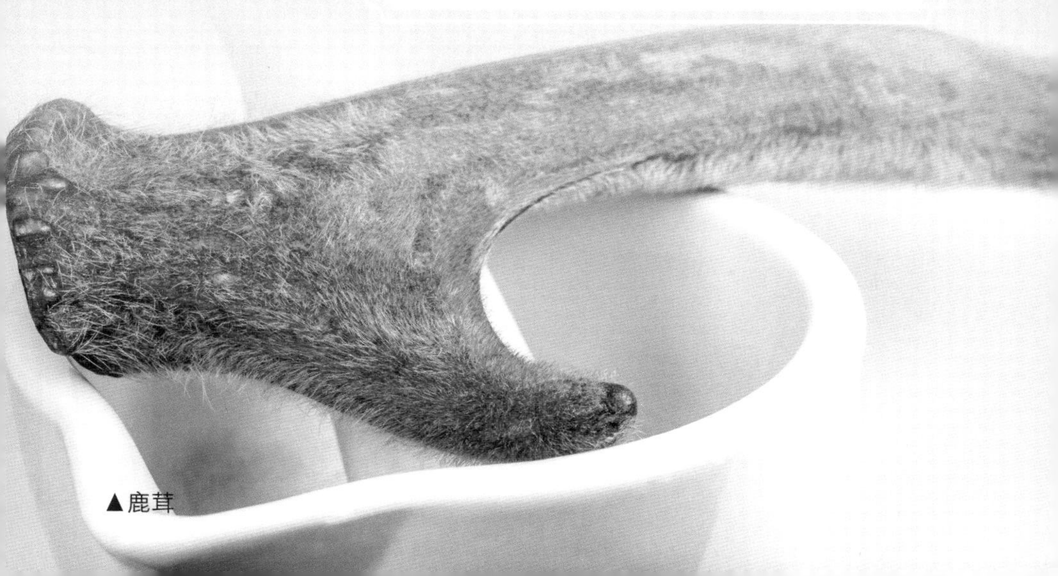

▲鹿茸

罪。」他上天數人罪狀，一旦入罪，大者被減壽三百天，小者一百天，所以人人寧信其有，在「祭灶節」當天進行「謝灶」，此習俗一直流傳至今。

小貼士

曬太陽

日本一位醫學博士石原結實曾經寫過一本書《病從寒中來》，指出現代人由於生活緊張、飲食不知節制和錯誤的生活習慣，因而使身體體溫下降了攝氏一度，亦令身體免疫能力下降至少百分之三十，疾病因此應運而生。為了預防疾病便要提升陽氣，令體溫提升。要增加陽氣除了通過服藥、食物調理和適量運動外，適量的曬太陽也是非常有用的。

曬太陽對人體的好處之一是：

人體的維生素D主要由皮膚經日光中紫外線照射而生成，我們每週只要有幾小時的陽光照射，便可製造足夠身體所需的維生素D，經肝及腎轉化及活化成高活性的維生素D^3（VD^3）。VD^3對一些嚴重疾病如牙周病、骨質疏鬆、自身免疫系統病（如糖尿病、紅斑狼瘡、類風濕關節炎、硬皮病、肌無力等），據研究報道或者有幫助，但從循證醫學的分析尚未完全證實其正面作用，而對癌症的預防及治療亦未能證實其療效，仍然在探討中。而中醫對癌症患者的調理方法之一，也是提出曬太陽，最好是在陽光下做適量和有益的運動，例如耍太極或練習氣功等方法。

【總結】

筆記介紹了廿四節氣的起源、每個節氣的氣候特色、物候、花信風候，一些相關的風俗、節日、故事等，並因應每個節氣提出相應的養生之道、食療湯水、穴位按摩、小貼士等，一方面希望能為讀者介紹源遠流長的中國曆法及相關文化，另一方面亦希望加強大家在一年四季中的保健養生意識。本來廿四個節氣已經全部論述過，但筆者覺得，談完大寒便立即完結，有些草草收場的感覺，其實仍然有點意猶未盡，因此加添最後一節，談談與「廿四節氣論養生」的花花絮絮。

引發筆者談論「廿四節氣論養生」的念頭，源於一本名為《細説二十四節氣》的參考書。筆者有一個興趣，每逢放假，有機會便在國內的書店打書釘，目的是搜尋一些對主持香港電台《清晨爽利》節目中的《健健康康在清晨》環節有參考價值的書本，以豐富中醫養生的話題和內容。大約兩年前，筆者無意中發現了該書，翻閱之下愛不釋手，買回家後，極速翻閱了一遍，於是產生了在香港電台開展談論廿四節氣的想法，目的正如上述。不經不覺在電台開講一年，順利完成，最後更萌生出書輯記，以求繼續裨益大眾。

於此筆者想介紹兩本經常引述的參考書。首先是剛剛提過的《細說二十四節氣》。此書由近代國內學者金傳達編著，氣象出版社出版，內容介紹了二十四節氣的形成和發展的歷程，和與二十四節氣有關的天文、曆法、氣候、七十二候、農業生產、民俗風情、傳說、趣聞、詩詞以及順時養生保健的知識，當中更涉及八卦、天干地支、陰陽五行等概念。筆者的論述一直以此書為主要藍本，當然還要參考很多其他資料包括中醫典籍、其他談論二十四節氣的書、文學名著（如《三國演義》、《紅樓夢》、《水滸傳》等），和不少的網上資訊，甚至通勝。雖然花了不少時間（約五至六小時預備一節的內容），但亦令自己增長了不少知識。

一本經常引述的古書——《月令・七十二候集解》——是中國最早的一部結合天文、氣象、物候等知識以指導農事活動的曆法書，由元代理學家吳澄撰寫。他總結了前人有關二十四節氣物候的論說，去蕪存菁，結集成書。他在書中的序言說：「夫七十二候，呂不韋載於《呂氏春秋》，漢儒入於《禮記・月令》，與六經同傳不朽。後魏載之於曆，欲民皆知，以驗氣序。然其禽獸草木，多出北方，蓋以漢前之儒皆江北者也。故江南老師宿儒，亦難盡識。況陳澔之注，多為謬說，而康成、穎達，亦有訛處。予因是廣取諸家之解，並《説文》《埤雅》等書，而又詢之農牧，似得所歸。然後並將二十四氣什之於稾，以俟博識者鑒焉。」其實最早完整記載黃河流域的相關曆法是成書於公元二世紀的《逸周書・時訓解》。其實在秦朝，《呂氏春秋》已經記載了部份節氣中的八個候應，如一月的「蟄蟲始振」、二月的「始雨水」、五月的「小暑至」、七月的「白露降」、九月的「霜始降」等，並與其他當時已經有記載的物候如「桃始華」、「涼風至」、「寒蟬鳴」等並列，但尚並未與二十四節氣結合並提，而且次序和現存資料也有出入。

筆者於二〇〇七年曾在電台節目淺談一個有關清補涼的歷史傳説，從而帶出清補涼這適合一家大小全年飲用的湯水。事隔多年，再度引出此湯水，一則溫故知新，而且作為廿四節氣完結篇的湯水，我認為最適合不過。話説秦始皇統一六國後，便派兵到嶺南地區，希望能平定當時稱為百越之地。公元前二一九年，秦始皇任命屠睢為主帥，趙佗為副帥，率領五十萬大軍，向嶺南進軍。當大軍臨近嶺南一帶時，很多將士都對嶺南的亞熱帶氣候不適應，他們來自中原或北方，習慣乾爽涼快的天氣，哪裏抵受得住嶺南地

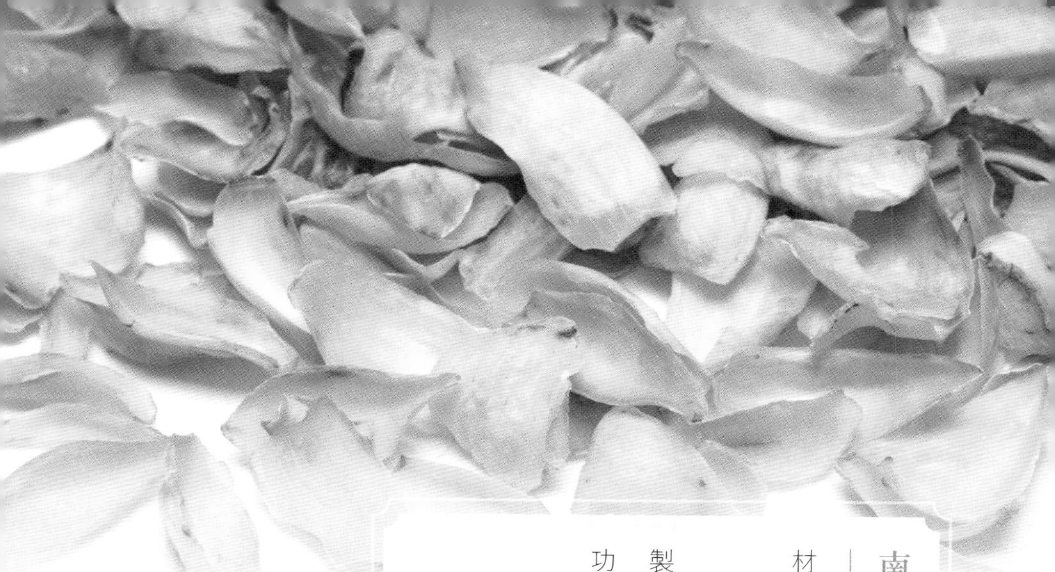

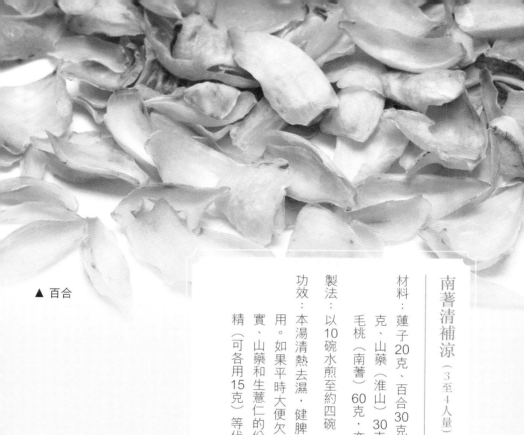

▲ 百合

南蓍清補涼（3至4人量）

材料：蓮子20克、百合30克、北沙參20克、芡實30克、玉竹30克、山藥（淮山）30克、生薏仁30克、龍眼肉10克、五指毛桃（南蓍）60克，亦可加入蜜棗及瘦肉煲湯。

製法：以10碗水煎至約四碗，即可飲用。

功效：本湯清熱去濕，健脾益氣，滋陰潤肺，全年四季都可服用。如果平時大便欠暢或易便秘人士，宜減少蓮子、芡實、山藥和生薏仁的份量，或索性不用，或酌加生地、黃精（可各用15克）等代替。如有感冒，則不宜飲用。

方的潮濕和悶熱，因而紛紛病倒，個個倦怠乏力，身重痠楚，明顯是濕熱體虛的症狀。如此一來，軍隊的戰鬥力大減，屢戰皆北，將帥們都束手無策，軍隊陷於苦戰狀態。正當進退不得之時，隨軍的軍醫用蓮子、百合、沙參、玉竹、淮山、生薏米等煲湯，給患病將士服用。果然藥到病除，服後人人病情好轉，濕熱症狀清除，虛弱的症狀消失，體力得以恢復，人也清爽起來，不覺那麼悶熱，結果軍隊的戰鬥力大增，越戰越勇。由於這個湯水有清熱、去濕、補虛的功效，所以被稱為清補涼。趙佗更命令軍隊上下，人人每天都要飲用一碗，以保持戰鬥力。秦朝滅亡後，趙佗起兵自立，在嶺南地區建立「南越國」，自稱「南越武王」，公元前一三七年，趙佗去世，由次孫趙眛繼位，即「南越文王」。一九八三年在廣州市出土的「南越王墓」，就是「南越文王」的陵墓。

小貼士

民間有一首養生歌，名《十叟長壽歌》，利用答問的方式，介紹十位百歲老人的長壽秘訣。他們的養生保健之道，不外乎「法於陰陽，和於術數，飲食有節，起居有常，不妄作勞，……恬淡虛無。」（《黃帝內經，上古天真論》），而且一年四季，任何一個節氣，均可適用。在此把全文轉錄，供大家作為保健養生參考。

昔有行路人，海濱逢十叟。

年皆百歲餘，精神加倍有。

誠心前拜求，何以得高壽。

一叟捻鬚曰：我不湎旨酒。

二叟笑莞爾：飯後百步走。

三叟頷首頻：淡泊甘蔬糗。（三叟整衣袖：服勞自動手。）

四叟拄石杖：安步當車久。（四叟拄木杖：安步當車久。）

五叟整衣袖：服勞自動手。（五叟摩巨鼻：清氣通窗牖。）

六叟運陰陽：太極日日走。（六叟撫赤頰：沐日令顏黝。）

七叟摩巨鼻：空氣通窗牖。（七叟穩迴旋：太極朝朝走。）

八叟撫赤頰：沐日令顏黝。（八叟理短鬢：早起亦早休。）

九叟扶短鬢：早起亦早休。（九叟頷首頻：未作私利求〔淡泊甘蔬糗〕。）

十叟軒雙眉：坦坦無憂愁。

善哉十叟辭，妙訣一一剖。

若能遵以行，定卜登上壽。

（括號內容為不同版本）

【主要參考文獻】

印會河主編：《中醫基礎理論》，上海科學技術出版社，一九九五。

王玉川主編：《中醫養生學》，上海科學技術出版社，一九九九。

張湖德，何文彬主編：《黃帝內經養生全書•四時養生》，中國輕工業出版社，二〇〇一。

徐榮謙主編：《中醫兒科學》，中國中醫藥出版社，二〇一〇。

陳允斌：《吃法決定活法》，江西科學技術出版社，二〇一五。

金傳達編著：《細說二十四節氣》，氣象出版社，二〇一六。

頂匠發表：〈霜降，你不知道的養生秘密〉，每日頭條健康版，二〇一六。

維基百科網：https://zh.wikipedia.org/

衞生防護中心：《傳染病系列之手足口病》。

天地

www.cosmosbooks.com.hk

書　　名　廿四節氣論養生
作　　者　崔紹漢
責任編輯　王穎嫻
美術編輯　郭志民
出　　版　天地圖書有限公司
香港黃竹坑道46號新興工業大廈11樓
電話：2528 3671　傳真：2865 2609
香港灣仔莊士敦道30號地庫 / 1樓（門市部）
電話：2865 0708　傳真：2861 1541
印　　刷　亨泰印刷有限公司
柴灣利眾街德景工業大廈10字樓
電話：2896 3687　傳真：2558 1902
發　　行　香港聯合書刊物流有限公司
香港新界大埔汀麗路36號中華商務印刷大廈3字樓
電話：2150 2100　傳真：2407 3062
出版日期　2020年7月 / 初版・香港

ISBN 978-988-8548-90-3

體質與身體狀況因人而異，本書提及之方藥及治療方法，並不一定適合每一個人。
讀者如有疑問，宜諮詢註冊中醫師。